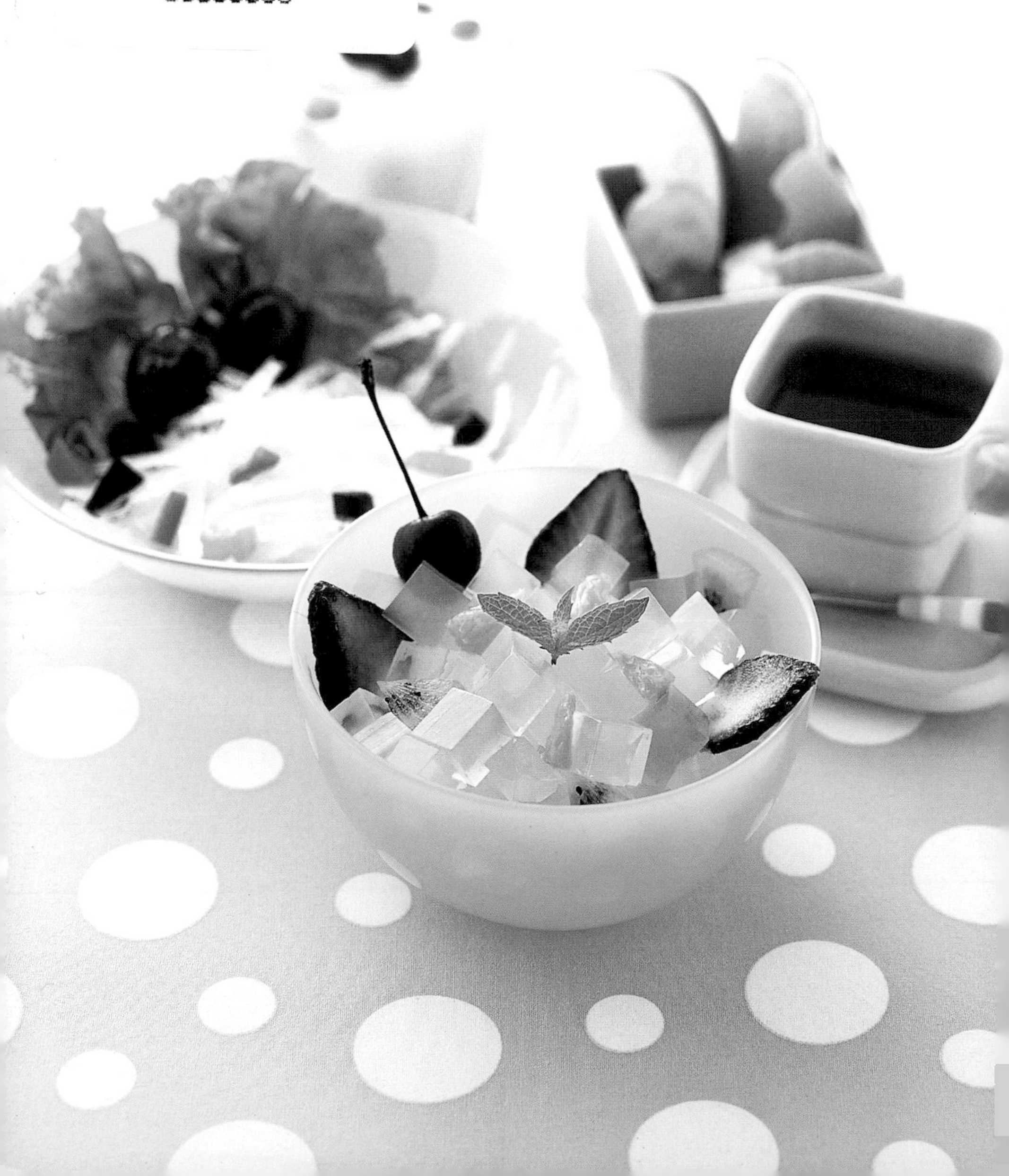

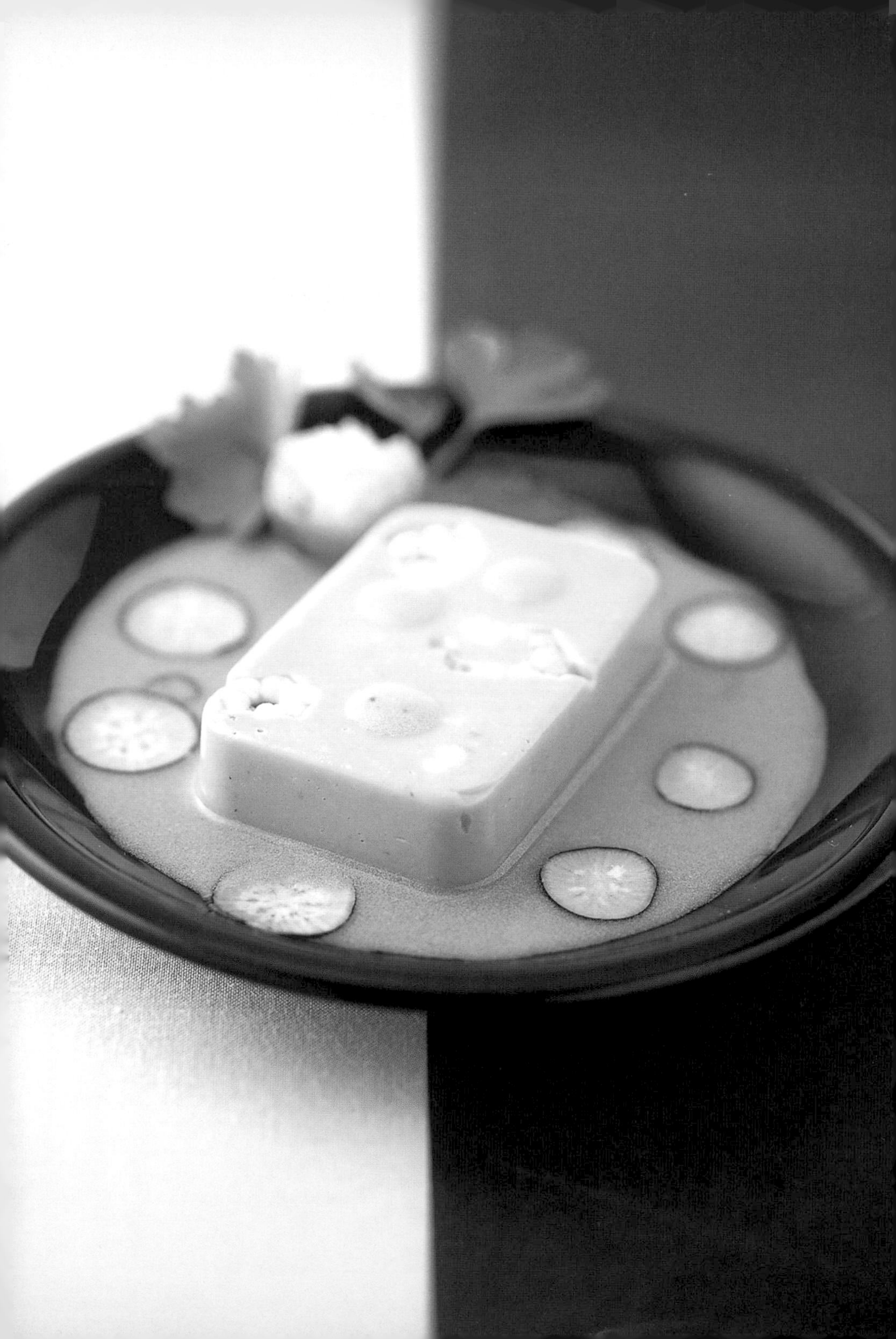

0卡路里的健康瘦身新主張

寒天

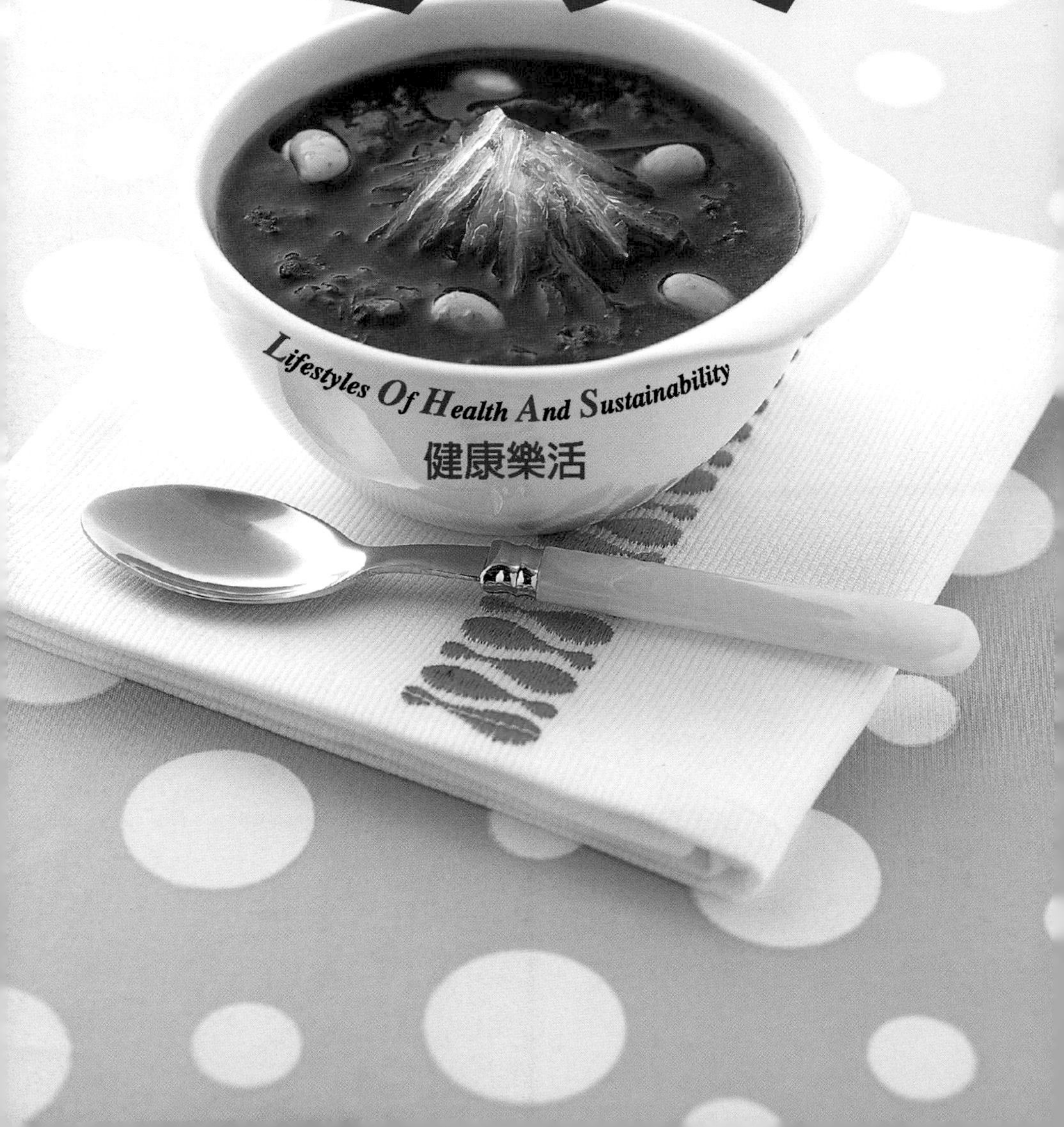

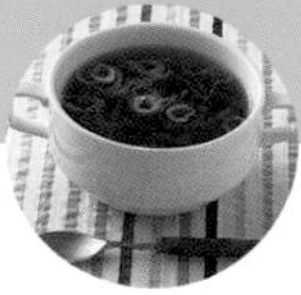
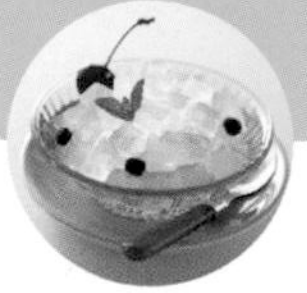

Contents

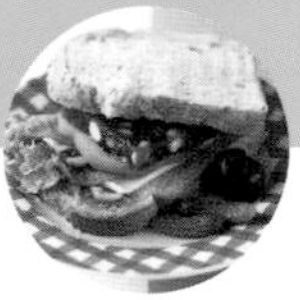
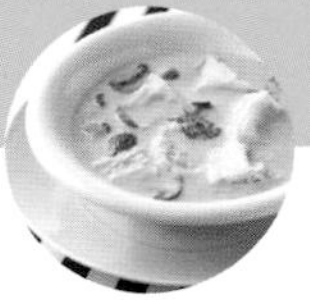
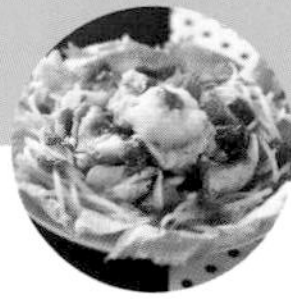
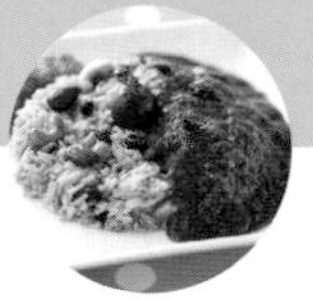

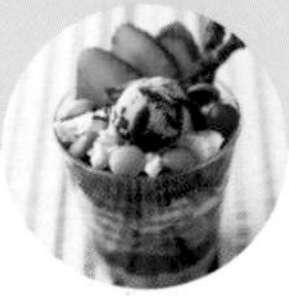
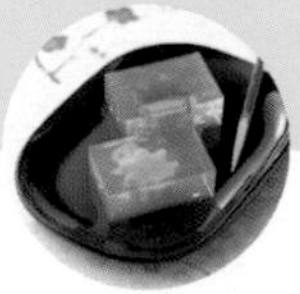
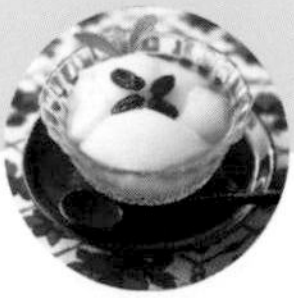
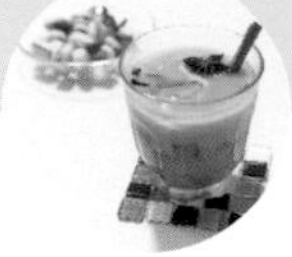

第1章

為何會瘦？寒天減肥的秘密

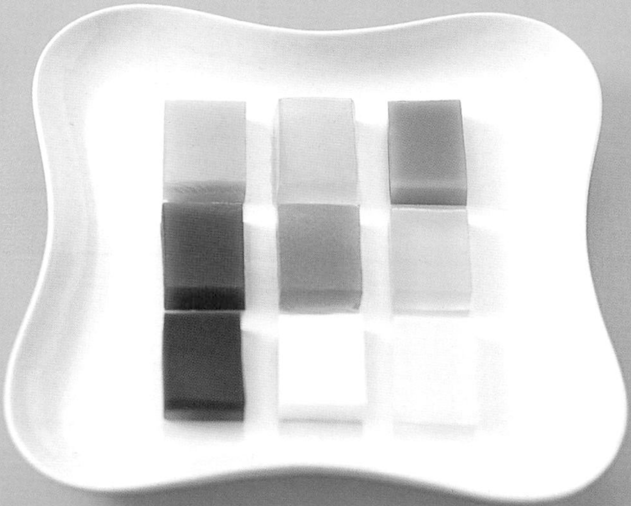

Point 1
低卡路里又可提供飽足感的寒天，
是最理想的減肥食品！

Point 2
寒天的食物纖維，
可有效改善便秘、清除宿便

Point 3
寒天是適用於中、西、日各式料理
與甜點的萬能食材

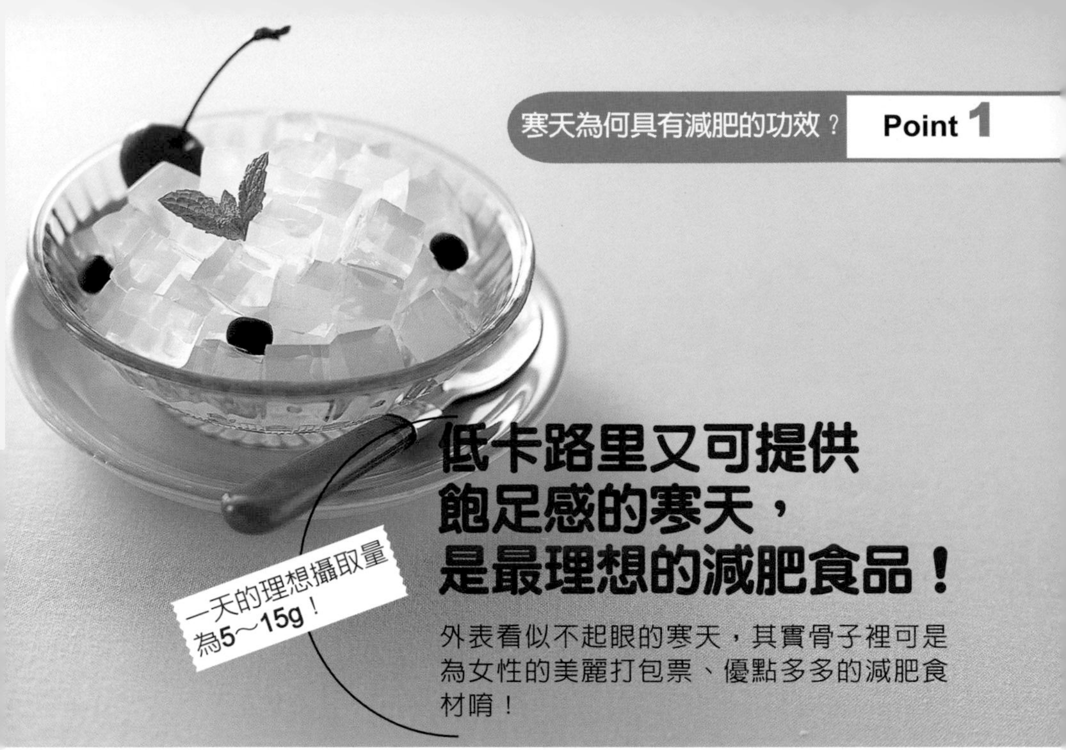

低卡路里又可提供飽足感的寒天，是最理想的減肥食品！

一天的理想攝取量為5～15g！

外表看似不起眼的寒天，其實骨子裡可是為女性的美麗打包票、優點多多的減肥食材唷！

寒天是無熱量的絕佳減肥食材

寒天是以紅藻、褐藻為原料所提煉而成的天然食品，富含鈣、鎂、鐵等多種礦物質，以及可以刺激交感神經提升代謝功能的微量元素，能有效幫助燃燒體內脂肪。

好處多多的寒天，其實最大的優點還是在於它的零卡路里，因此無論攝食再多的寒天，也毋須擔心造成肥胖之虞。

寒天的特色是加熱後會形成凝膠的現象，而冷卻之後則會加以凝固，它還具有超強的保水力，一公克足以凝固一百西西的水。而富含水分的寒天，在腸胃當中可以以果凍般的狀態緩慢移動和作長時間的停留，因此它可以提供效果極佳的飽足感，讓人長時間忘記空腹的感覺。

可提供長時間的飽足感

例如蔬菜等一般被視為有利於減肥的食品，通常都有迅速消化吸收、容易產生飢餓感的傾向；而在寒天身上，就沒有這樣的缺點。它既無熱量、又具有飽足感，因此食用者不需要強制減少主食的攝取，對於一般吃減肥餐，將菜色改換為健康素材後，便容易不知不覺增加飯量等澱粉類攝取而導致效果不彰的人來說，只要懂得利用寒天的特性就可以把這個問題輕鬆解決。

視個人差異調整用量

寒天一日的建議攝取量為五到十五公克，採取固體的方式，或是將粉末混入飲料與菜餚中一起食用都可以，不過每個人因體質的差異，對於寒天的適用量也會稍有出入。建議初期可以先斟酌自己的身體狀況來調整用量，前面所提的五～十五克的攝取量只是一般參考標準。

寒天是一種對於日本人而言，算是相當熟悉的食物，但像是美國等許多過去並沒有食用寒天習慣的國家，近年來也都認定「它是一種健康、最適合用來改善體質的食品」，並開始投以熱烈的關注。您難道不想輕鬆利用美味的寒天，以做個「寒天美人」為目標嗎？

寒天的種類

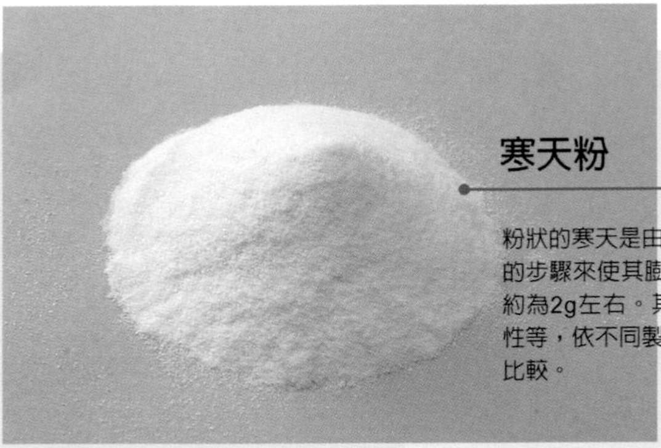

寒天粉

粉狀的寒天是由紅藻所萃取提煉而成，不需要特別的步驟來使其膨脹，在使用上相當地方便，1小匙約為2g左右。其凝固力、凝固溫度、口感、保水性等，依不同製造廠而有差異，使用前可自行多加比較。

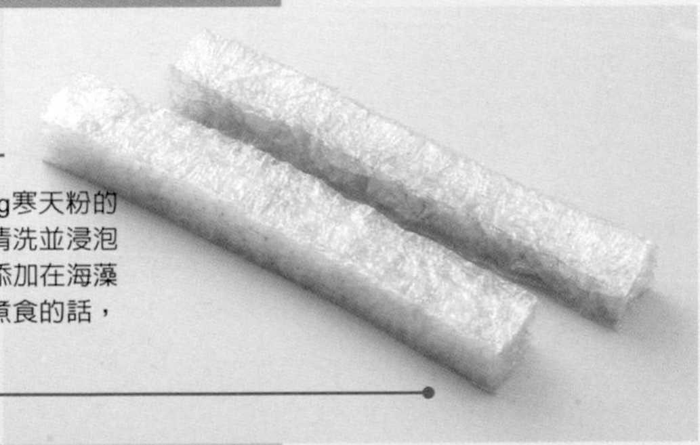

寒天棒

1條寒天棒約為8g重，約有相當於4g寒天粉的凝固力。在調理之前，最好先仔細清洗並浸泡於水裡30分鐘左右，然後直接撕開添加在海藻沙拉裡便很美味，倘若要將它加熱煮食的話，請先將水分充分瀝乾後再放入鍋內。

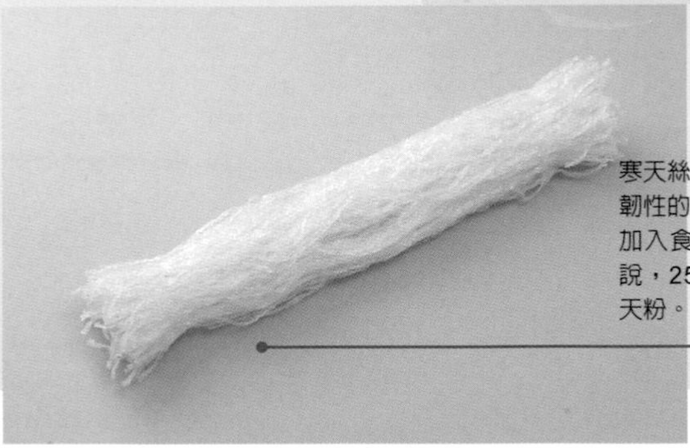

寒天絲

寒天絲除了適用於加熱溶解之外，它具有韌性的口感也可作為麵條的替代品，或是加入食材當中增加口感咬勁。就分量來說，25條左右的寒天絲，相當於4g的寒天粉。

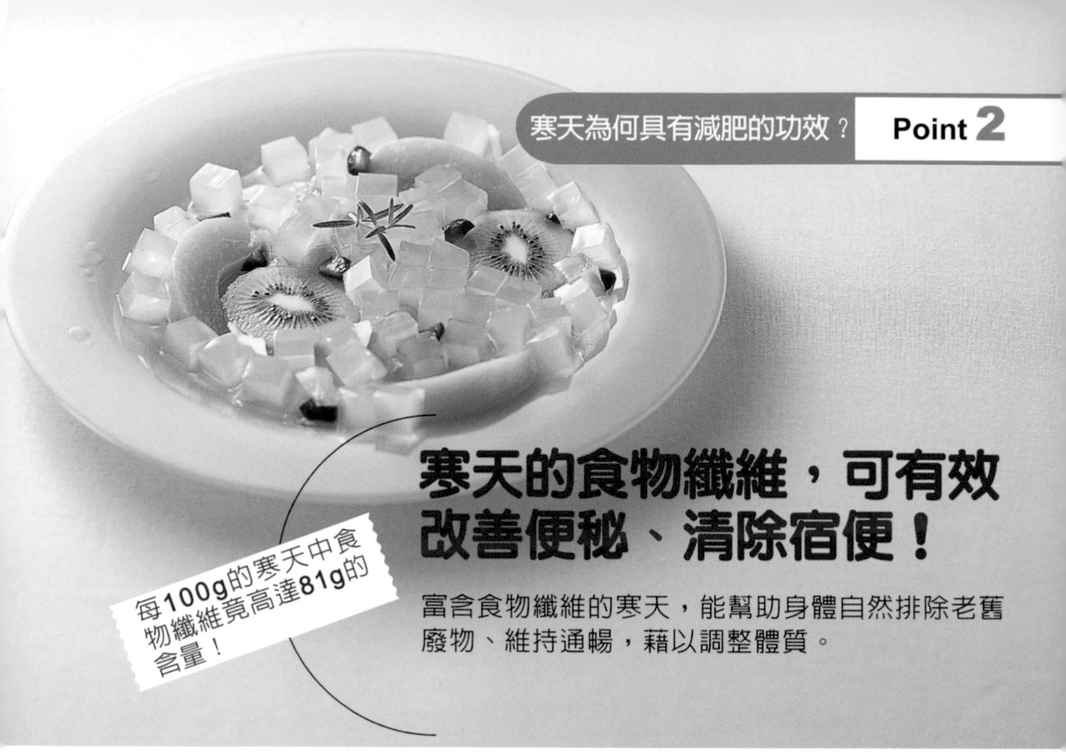

寒天的食物纖維，可有效改善便秘、清除宿便！

每100g的寒天中食物纖維竟高達81g的含量！

富含食物纖維的寒天，能幫助身體自然排除老舊廢物、維持通暢，藉以調整體質。

便秘不改善，減肥便無效

便秘是減肥的頭號公敵，這是眾所周知的事實。它除了會造成體重增加之外，還會使小腹突出，讓身材變形走樣，因此說不解決便秘的問題就不可能減肥成功，絕非誇大其辭。而且便秘不只讓人在外觀上看起來沒有精神，還會使得皮膚粗糙、引起腹痛或肩膀痠痛、造成血液混濁…為健康帶來各式各樣的危害。便秘是現代女性最常見的隱疾之一，據悉平均每三人當中，就有兩人為此問題所苦。

弛緩性便秘與痙攣性便秘

便秘的成因究竟為何呢？容易發生便秘的體質可以區分為二大類：一種稱為弛緩性便秘，它是由於內臟肌肉無力，使得腸道蠕動不足，導致無法將糞便順利排出去所引起；另一種則是所謂的痙攣性便秘，它的成因是由於壓力或強忍便意而導致排便停滯，使得腸道感覺逐漸麻痺，這種情況久而久之容易形成慢性體質，必須多加注意。無論是哪種類型的便秘，根本的改善之道就是多攝取水分與食物纖維。

就這點而言，寒天堪稱為食物纖維與水分的寶庫。每一百公克的寒天當中，竟含有高達八一公克的食物纖維！而寒天中的水分，也可以軟化糞便、增加其體積，達到改善通便的效果。

這種方法與服用藥物解決便秘不同，它不會造成身體的負擔，還可同時改善體質，若能持之以恆使腸道的排便功能恢復正常，日後即使不藉助寒天的幫忙也可以自然通便。

具有排毒功效，也可有效預防成人病

食物纖維的妙用還不只針對便秘一項，它可以吸收體內的毒素與糞便一起排出，被公認具有抑制癌症的效果。而食物纖維能吸附糖分與油脂的功效，也有助於達成減肥的目標，此外，它還可以降低膽固醇、增加益生菌來調整腸道環境，由此可見，寒天這項食品簡直是集眾多好處於一身。

儘管食物纖維的優點這麼多，現代人卻普遍存在食物纖維攝取不足的問題。相較於一九五〇年代平均每人的攝取量為廿五公克，到了二〇〇〇年時已銳減為十四公克，主要原因為飲食習慣受歐美影響而逐漸西化，遠離了從前食物纖維豐富的食材內容所致。為維持健康生活，每日必需的食物纖維攝取量為二〇～廿五公克，因此我們從平日就應有意識地去補充此一不足的部分。

腸道年齡與便秘之間的關係

您聽說過「腸道年齡」這個說法嗎？人類隨著老化的腳步會使得腸內的益菌逐漸減少、壞菌逐漸增多，於是製造出各式各樣有害物質，因而容易導致便秘的發生。這種現象原本屬於老人家獨有的問題，然而近來發生於十幾、二十歲女性朋友身上的例子也屢見不鮮，這是由於食物纖維攝取不足導致腸道污垢堆積，年紀輕輕腸道便產生老化現象。這樣的案例正持續增加當中，放任不理將促使整個身體的老化，人也變得容易生病，想要保持內臟的年輕，攝取足夠的食物纖維是不可忽略的一件事。

食物纖維含量比較表

（每100g含量）

1. 寒天	81.3g
2. 羊棲菜	43.3g
3. 乾香菇	42.5g
4. 黃豆	17.1g
5. 牛蒡	8.5g
6. 菠菜	3.5g
7. 胡蘿蔔	2.4g
8. 香蕉	1.7g
9. 蘋果	1.3g
10. 馬鈴薯	1.1g

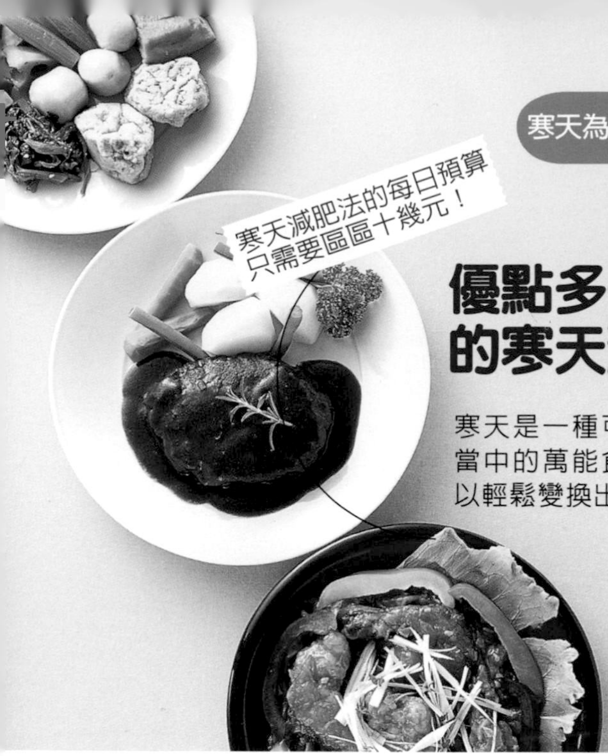

優點多多、容易持久的寒天減肥法

寒天是一種可以適用於各式調味料及料理當中的萬能食材。配合豐富的點子，即可以輕鬆變換出樣式無窮的減肥食品。

寒天適用於任何料理

寒天減肥法之所以容易持之以恆的最大原因，在於其攝取方式無限寬廣。基本上，它無色無味，溶解之後立即消失於無形，因此將它與其他素材結合，根本不需要任何的技巧。

一提起寒天，人們通常立刻聯想到的是甜食，但其實寒天也可以廣泛地使用在料理當中。以日本料理而言，像是芝麻豆腐、各種涼拌菜色；用於中國菜的話，例如需要勾芡的料理、或是以寒天取代冬粉加入的涼拌菜；而在西式料理方面，則可以做成清湯凍、陶罐菜當中的素材…。

此外，寒天還可以製作出低卡路里的美味甜點，是一種用途廣泛又可靠的食材。

對於女性朋友來說，減肥最辛苦的地方莫過於要她們放棄最愛的甜點、以及可以放鬆心情的午茶時刻，不過使用寒天來減肥的話就不用拒絕美味的點心，只要花費一點點巧思，就可以利用寒天照樣享用各式美麗又低卡路里的美味甜點。這一點，似乎也是令從前幾度挑戰減肥都功敗垂成的女性朋友，得以一舉成功的關鍵因素。

毫不辛苦，故可持之以恆

減肥一事，最重要的就是持之以恆，利用寒天作為減肥的方法，除了24頁到32頁所介紹的緊急計劃外，通常至少需要持續四個月到半年左右才能夠看到效果。聽到這裡或許有人會擔心長期使用寒天會不會造成經濟上的壓力，其實若以每天的建議攝取量十公克左右來計算，平均一天的花費不過才幾十元左右。如果購買比較划算的一公斤裝量販包的話，則又可以再省下一半的成本。因此以寒天作為減肥的方法，就經濟的角度來看也很有競爭力。

無限制、無壓力的快速減肥法

寒天減肥的方法其實非常簡單，完全不必改變平常飲食的菜色，所以也不需要「眼睜睜看著全家人享用美食，自己卻只能一個人可憐兮兮地吃著難以下嚥的減肥餐」。因此，為了全家人的健康著想，平日就可以多做幾道以寒天入菜的料理。

減肥的好幫手 健康的甜味料

品嚐寒天甜點最方便的方法，就是僅僅在以水凝固而成的寒天凍裡，添加少許的甜味來食用，只要甜味料的選材得當，就可以在不妨礙減肥的基礎下，同樣享受低卡路里甜點的美妙滋味。

羅漢果糖

10g 0Kcal

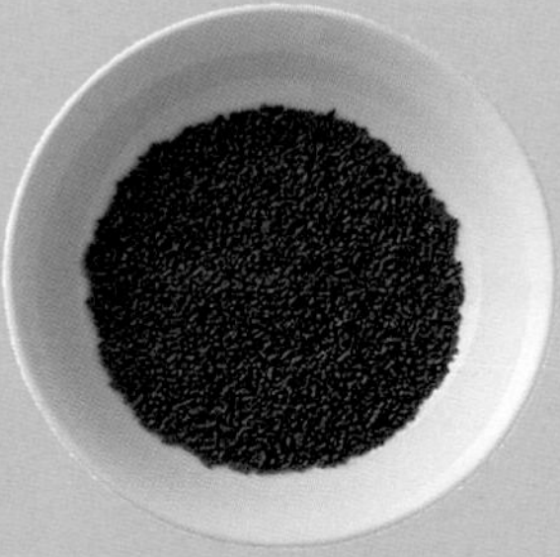

從原產於中國的羅漢果中提煉而成的羅漢果糖，具有優異的抗氧化作用，在維他命E、鐵質、鋅、磷、銅的作用下，能夠迅速恢復疲勞。

蜂蜜

10g 29Kcal

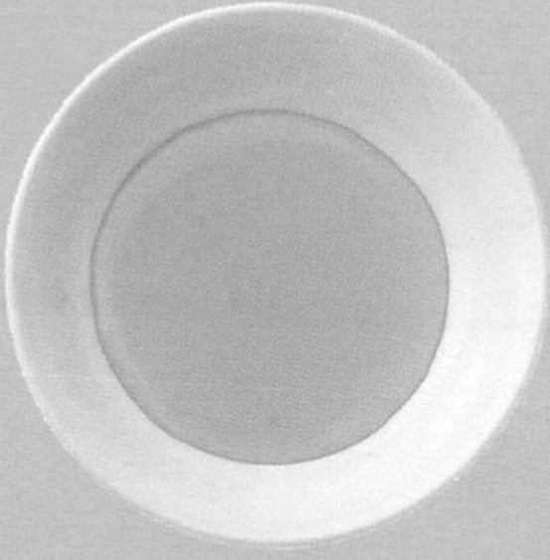

蜂蜜裡頭添加了微量的酵素，能夠提高代謝力。根據印度醫學的說法，它被列為可有效瘦身的食材之一。

寡糖

10g 23Kcal

寡糖不止熱量低，它還能促進腸道內益菌的繁殖、有效改善便秘。此外，食用寡糖還有不容易蛀牙、降低膽固醇等優點。

黑糖

10g 35Kcal

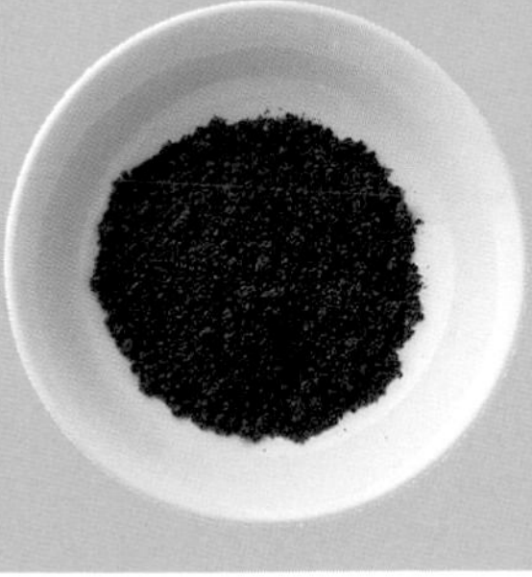

未經過精製的黑糖，其營養價值遠高於白砂糖。值得一提的是，它還含有豐富的鈣、鐵、鉀。

海藻圖鑑

每日餐桌上的推薦食材，具有減肥
功效的寒天夥伴。

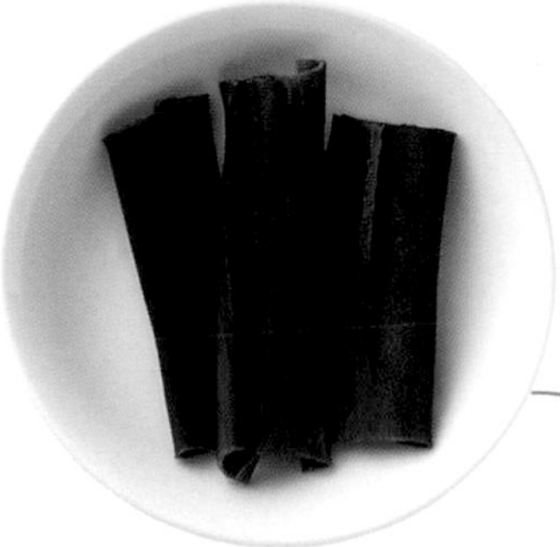

昆布

除了含有35%的食物纖維外，還富含鈣、鉀、胡蘿蔔素。這些礦物質具有利尿作用，能有效改善貧血。

海帶芽（裙帶菜）

海帶芽為長壽食材中的代表，其所富含的藻脂酸鉀能夠降低血壓，在預防腦中風、心肌梗塞上能發揮極佳的效果。此外，它還具有降低膽固醇、減少中性脂肪的效果。

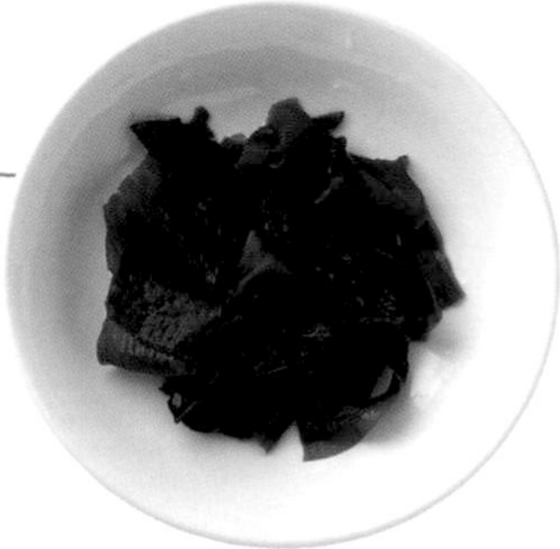

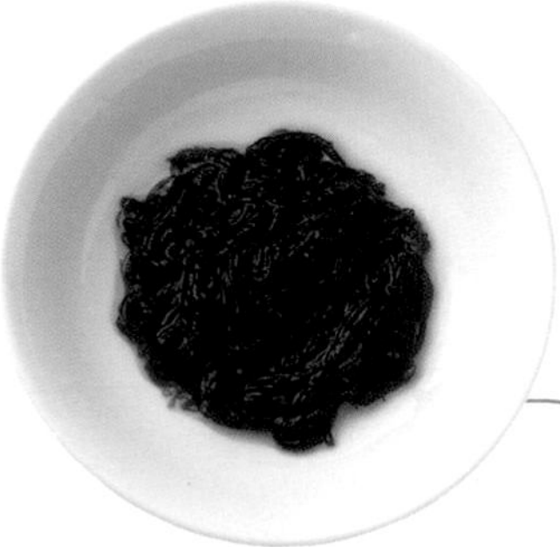

海蘊

海蘊的黏液具有增強免疫力的優異效果。形成這種黏稠感的原因，是基於一種名為褐藻多糖的成分，根據報告記載，它可以打敗癌細胞、具有預防感染的功效。

羊棲菜

羊棲菜的營養極為豐富，1小匙乾貨的量，就足以提供人們一天所需要的鐵質。而其含量豐富的鉻，則能夠有效預防糖尿病。此外，它的消炎效果、降血壓的功用也獲得公認。

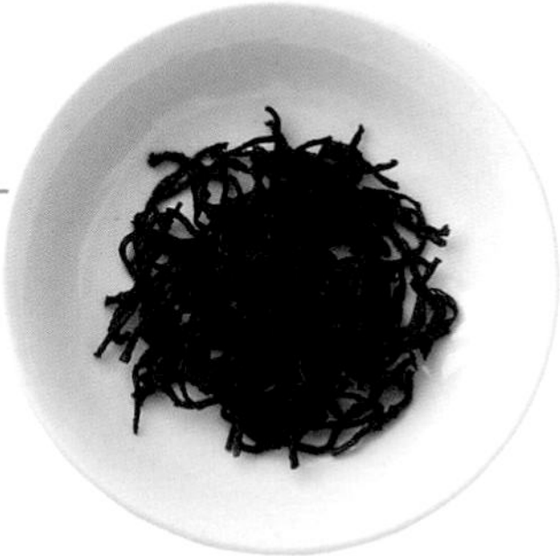

第2章

立即行動！加入寒天減肥的行列

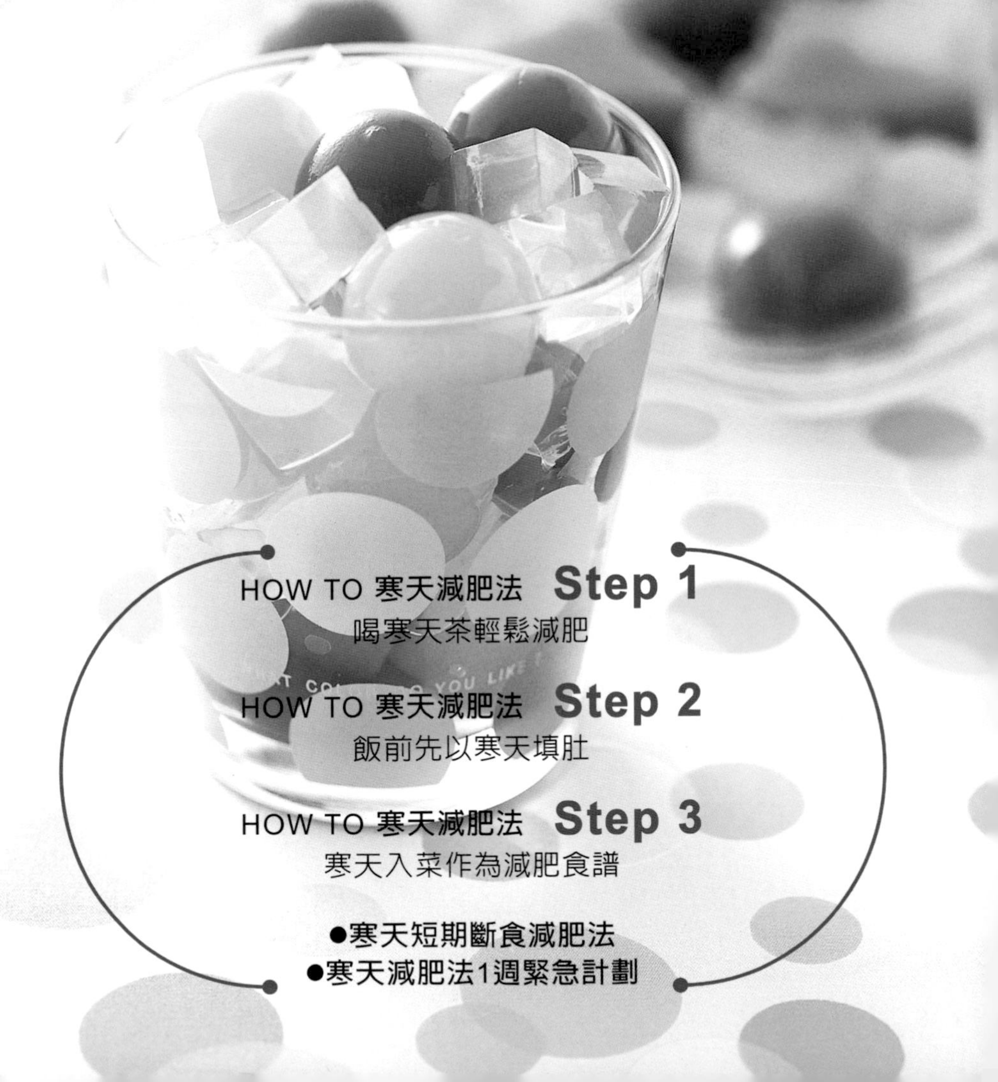

HOW TO 寒天減肥法 **Step 1**
喝寒天茶輕鬆減肥

HOW TO 寒天減肥法 **Step 2**
飯前先以寒天填肚

HOW TO 寒天減肥法 **Step 3**
寒天入菜作為減肥食譜

●寒天短期斷食減肥法
●寒天減肥法1週緊急計劃

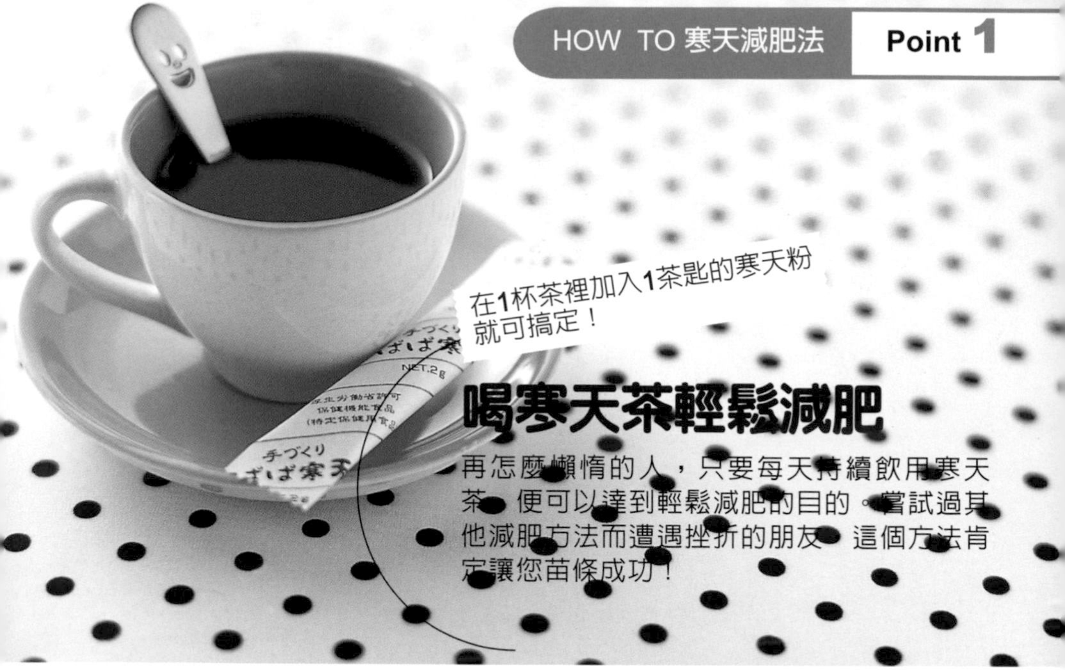

在1杯茶裡加入1茶匙的寒天粉
就可搞定！

喝寒天茶輕鬆減肥

再怎麼懶惰的人，只要每天持續飲用寒天茶，便可以達到輕鬆減肥的目的。嘗試過其他減肥方法而遭遇挫折的朋友，這個方法肯定讓您苗條成功！

立即實行寒天茶減肥法

實行寒天減肥法最簡單的方法就是飲用寒天茶。製作方法極為簡單，只要先準備好寒天粉，在大約二百毫克的熱茶裡加入一小匙（大約三克到四克左右），攪拌溶解之後就可以飲用。為了讓寒天粉能夠充分溶解均勻，建議使用剛沸騰的熱茶。

以適度的飽足感避免過食

寒天無味、無臭，適合添加在任何飲品當中，如果是添加在咖啡或紅茶裡來製作寒天茶，那麼糖和奶精請最後再放，因為這樣的步驟是調製出美味寒天茶的秘訣。基本上，寒天茶是以熱茶來調製。市售寒天粉的溶解溫度依廠牌、商品不同而略有出入，有些產品特別針對夏季飲用設計，只需要八〇度左右的熱水就可以充分溶解，讀者不妨自行比較選用。

話說回來，究竟為什麼寒天茶能夠提供減肥的效果呢？這是因為它能夠填補空腹、帶來飽足感。儘管它並無熱量，卻能夠長時間停留在胃裡，因而提供飽足的感覺，這就是它的優異之處。早餐以寒天茶來取代，用餐前先來杯寒天茶減少食量、飯後感覺沒吃飽時再來杯寒天茶增加飽足感…。「經常不知不覺過食」為此煩惱所苦的朋友，寒天茶就是最佳的減肥方式。

以寒天茶填補空腹抑制夜晚的食慾

對於正在減肥的人來說，最大的挑戰就是熬過就寢前那段「備感煎熬」的時刻。因為如果晚餐的內容是遵照減肥菜單的話，那麼到了就寢時肚子大概就餓了，然而在「不吃點東西裹腹實在睡不著…」的心魔驅使下便忍不住吃了些點心，因為這樣而導致減肥失敗的朋友不在少數，而寒天茶便是解決這項困擾的最佳方案。它不但沖泡方便可以立即享用，同時又能提供適度的飽足感，是防止在不當時間進食的一項利器。

此外，任何時間、任何地點都可以立即享用，也是寒天茶的強項之一。您可以在隨身的包包裡帶上幾小包寒天粉，這樣一來，即便出門在外或從事旅行，也可以輕鬆實施寒天茶的減肥方法而不必中斷。

寒天茶的調製方法

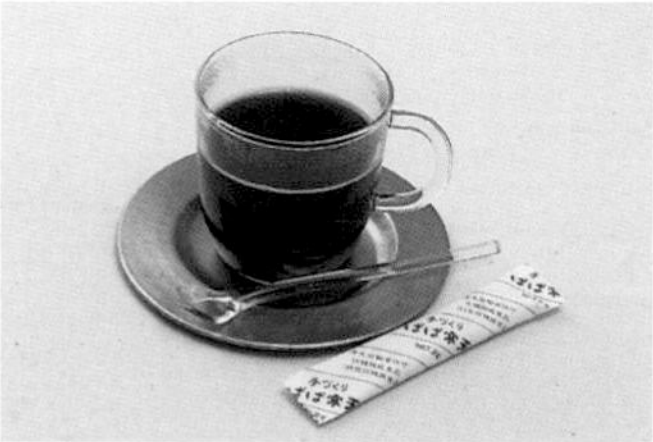

1 準備熱茶與寒天粉

準備好一杯熱騰騰的茶或咖啡（容量大約200ml），以及1小茶匙的寒天粉。

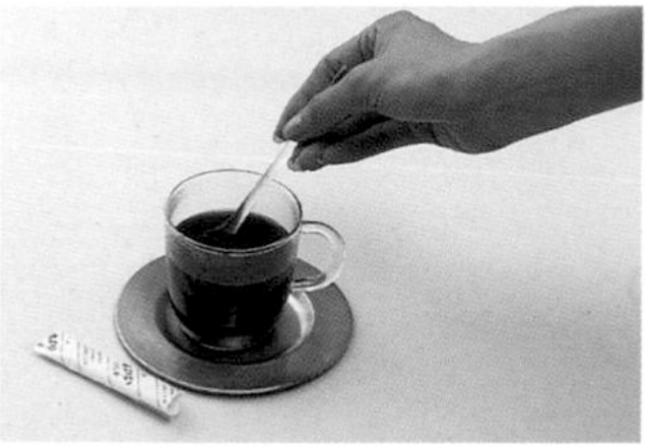

2 加入寒天粉

趁熱將寒天粉加入熱茶或咖啡中迅速攪拌均勻，待其充分溶解。

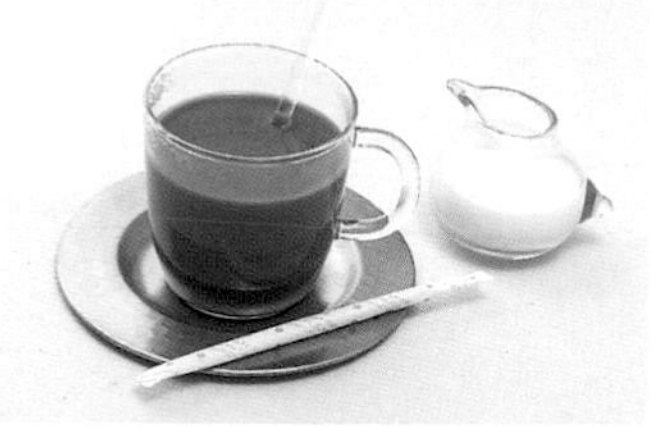

3 趁熱飲用

如果要添加牛奶、糖的話，應待其溶解之後再加入。溫度降低會使寒天逐漸凝固，因此請趁熱飲用。

值得推薦的寒天茶美味飲品

只要在平常所飲用的熱茶裡加入1匙寒天粉就可以隨時飲用的寒天茶，雖然與任何的熱飲都適合，不過特別看重的當然還是它的減肥效果，所以如果熱茶本身就具有減肥功效或某種藥效的話自然更好。因此這裡就要介紹幾道非常適合減肥的朋友當作下午茶來飲用的健康飲品，現在就來挑選您喜愛的口味吧！

美味香草茶

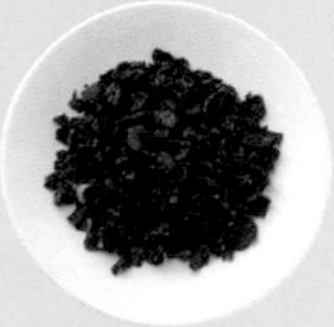

玫瑰果茶

玫瑰果茶乃是採集野生玫瑰的果實所製作而成，具有野生檸檬20倍的維化命C及豐富的多酚，最適合美容養顏飲用，它恰到好處的酸味，對於恢復元氣有相當不錯的效果。

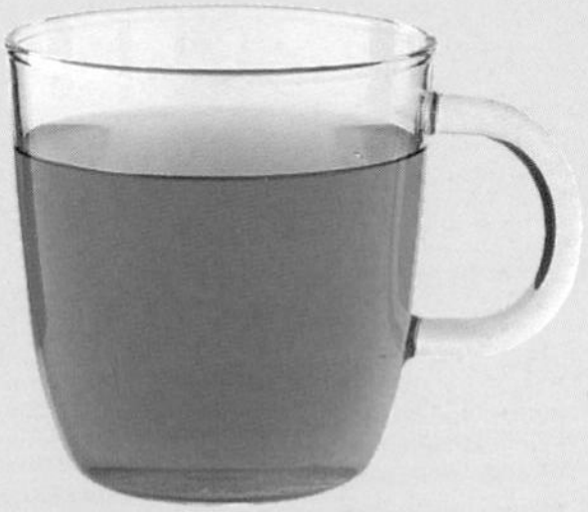

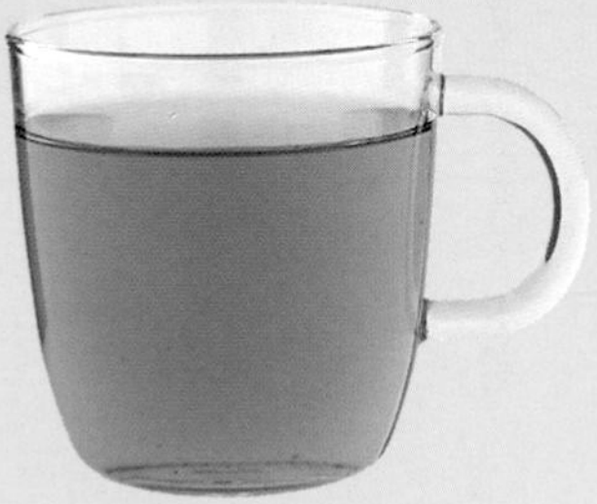

薄荷茶

鎮痛、消毒、解熱、發汗、強心…效用廣泛堪稱萬能的薄荷，是人類使用歷史最久的香草之一。它對於健胃整腸具有不錯的效果，非常適合餐後飲用。

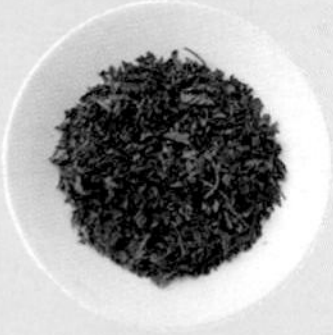

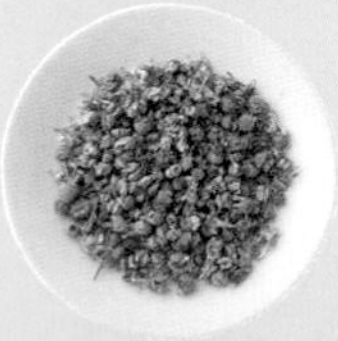

甘菊茶

類似青蘋果般的清爽香味是它的特色。在英國，當小孩感冒的時候，母親通常都會準備甘菊茶給他們喝，是一種普遍飲用的香草茶，它具有發汗與鎮靜的作用，很適合在就寢前飲用。

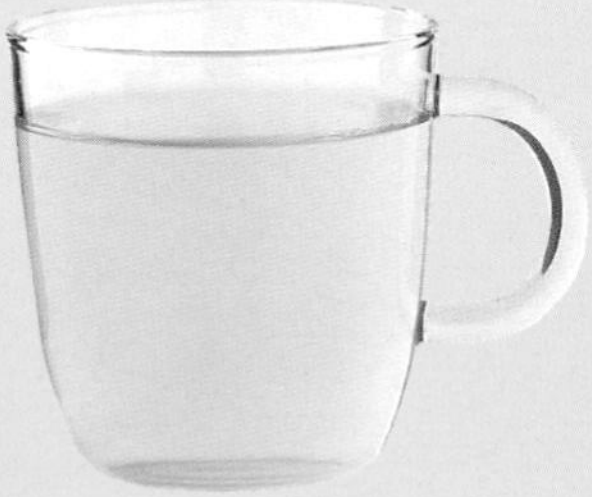

美味的異國風味茶

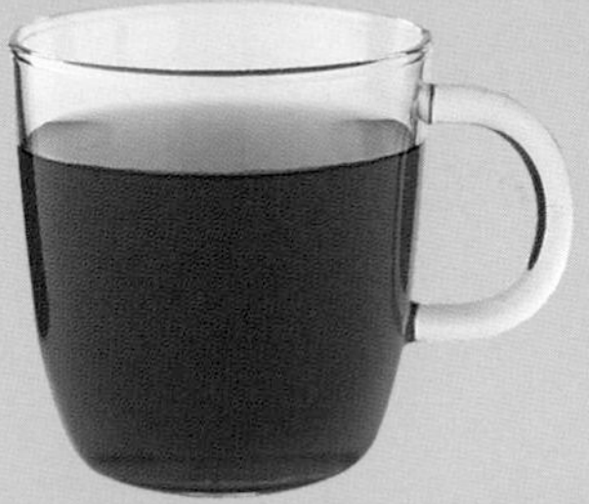

路依保斯茶（Rooibos Tea）

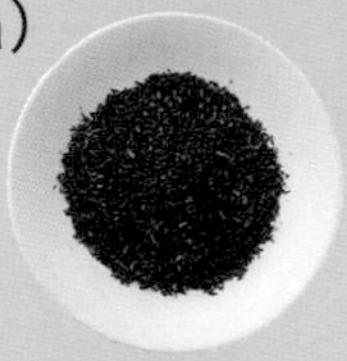

路依保斯茶是由一種只生長在南非Cedarberg山脈、名為Aspalathus Linearis的植物所製成，具有強大的抗氧化作用，能夠常保青春、養顏美容，最適合女性朋友飲用。

瑪黛茶

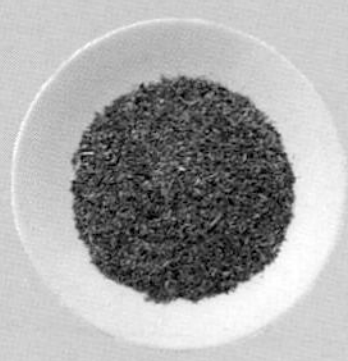

在南美，早自印加帝國時代就已經懂得飲用瑪黛茶，這個習慣一直延續到今日。素有「用喝的沙拉」之稱的瑪黛茶，含有維生素、礦物質、鐵、鈣、食物纖維，對於身體健康相當有益處。

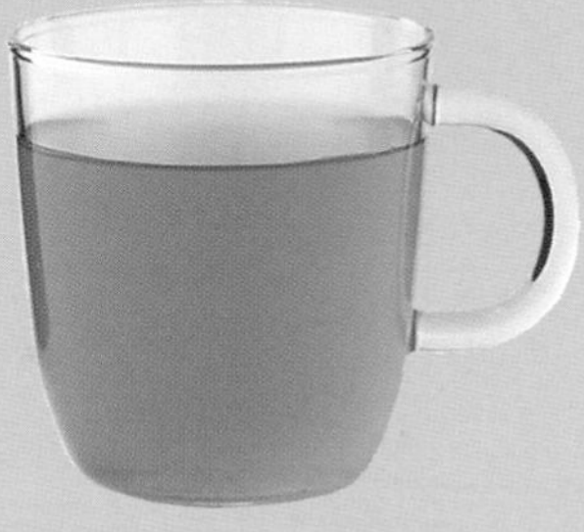

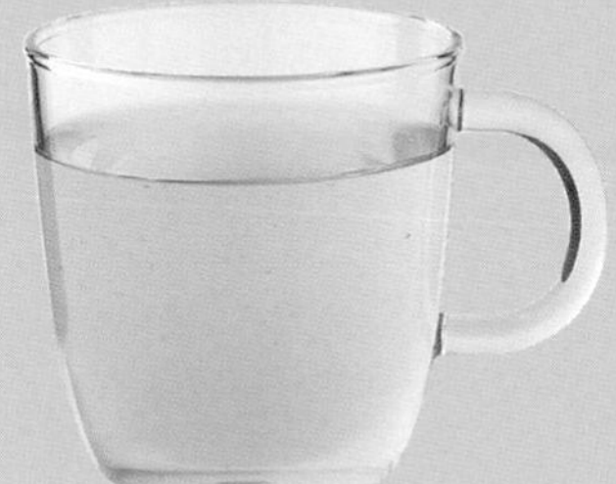

柿葉茶

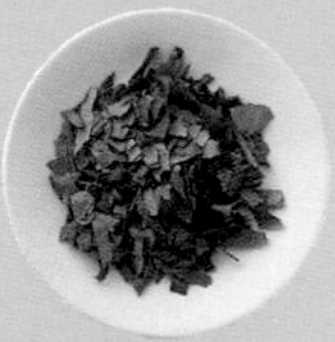

有著如煎焙過的番茶一樣滑順的口感與香味，並富含耐熱的維他命C。此外，它還具有活化新陳代謝的功能，是減肥的朋友應該積極飲用的一種茶飲。

普洱茶

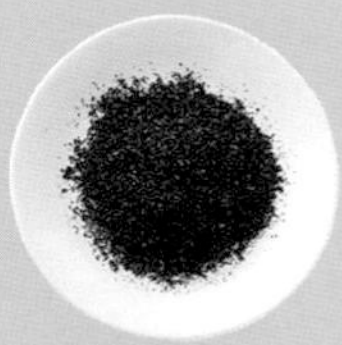

普洱茶能清除體內的脂肪、促進消化功能，在中國享有「削胃」的盛名。它是油膩飲食習慣的好搭擋，飲用後可以讓口內清爽，同時具有防止胃下垂的功效。

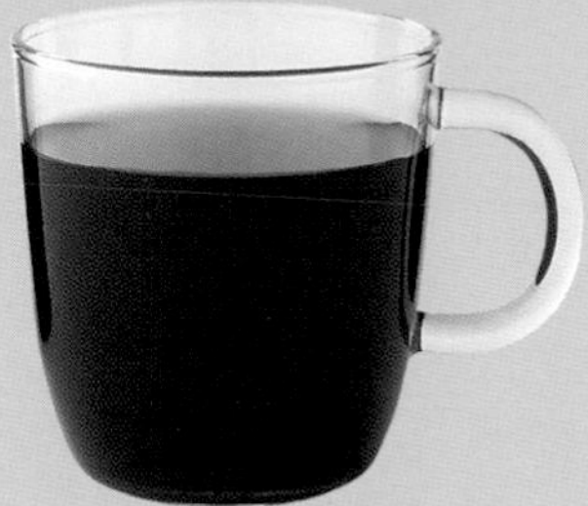

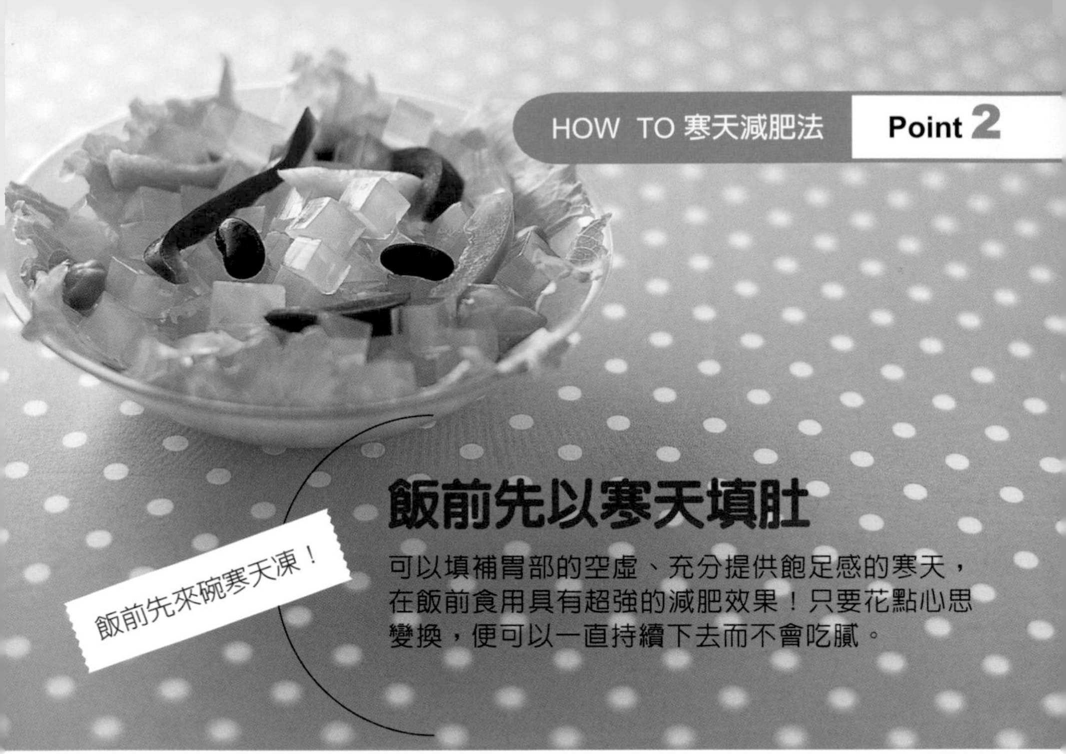

飯前先來碗寒天凍！

飯前先以寒天填肚

可以填補胃部的空虛、充分提供飽足感的寒天，在飯前食用具有超強的減肥效果！只要花點心思變換，便可以一直持續下去而不會吃膩。

飯前填胃控制卡路里

寒天既無熱量、又可以佔據胃部空間帶來充分的飽足感，因此不妨利用它的這項特質，在用餐之前先吃下滿滿一碗寒天來填滿肚子。

首先以二百西西的水對二公克寒天的比例來製作寒天凍，然後搭配蜂蜜或黑糖漿一起食用，這時候若能再多喝水的話，飽足感會更加倍，如此一來，等到上餐桌的時候，就會不可思議地覺得自己的食量變小了。尤其是米飯、麵包、麵條等主食，絕對吃不下太多，所以也免除了無法控制飢餓感的憂慮，就這一點來看，寒天也是相當可靠的減肥方法。

做成沙拉食用

有些人並不喜歡在飯前先用甜食，針對這樣的朋友，我們會建議您製作寒天涼拌菜。

作法如下：先以二百西西的水對十克寒天的比例來凝結製作成稍硬的寒天塊，然後再利用刨絲器等作成麵條狀。食用時，可以淋上柴魚醋等醬汁或添加梅子肉、海帶芽等調味料作不同口味的變換，就能久吃不膩。

每天動手做寒天會嫌麻煩的人，這裡的建議是製作成「寒天醬菜」，然後在餐前先吃個四、五片就行了。

寒天凍的製作方法

其實只要製作出一些寒天凍，就可以搭配出各式各樣的吃法。因此不妨隨時在自家的冰箱裡準備個一、二盤，運用起來便相當方便。

材料　水……200cc　寒天粉……2g

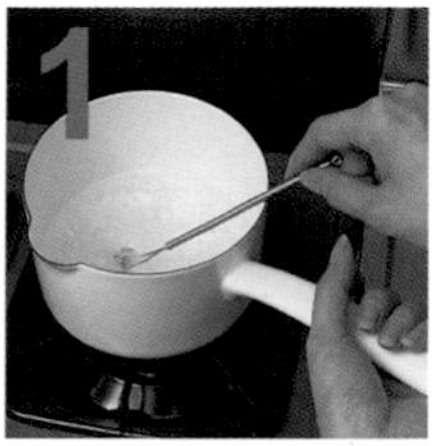

將水與寒天放入長柄鍋裡加熱沸騰1～2分鐘，使其充分溶解。

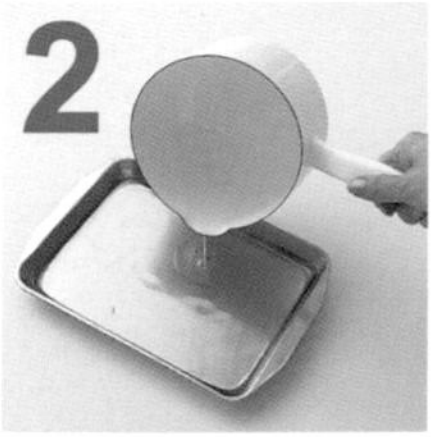

將煮溶的寒天液倒入不銹鋼盤內，使其冷卻凝固。

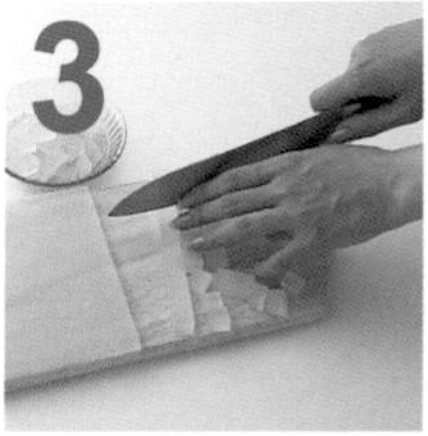

凝固成型後，從不銹鋼盤取出，切成1cm左右的小丁塊。

寒天醬菜的製作方法

寒天醬菜是製作簡單又利於保存的健康食品。與寒天一同醃漬的蔬菜可以隨自己的喜好來變換。

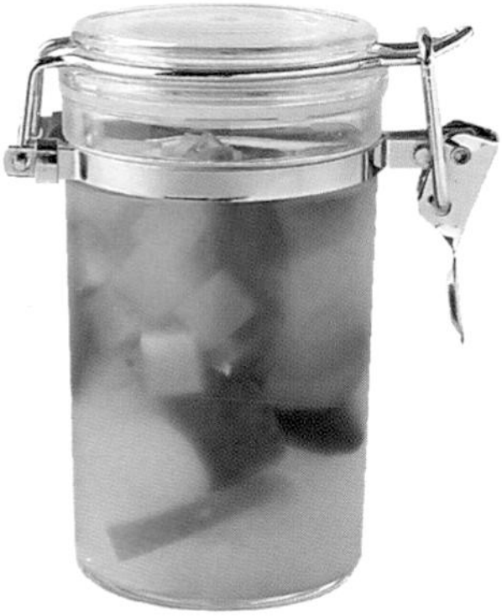

材料
（先準備一只大的空瓶子）
小黃瓜……1條
紅辣椒……1/2個
胡蘿蔔……1/2個
寒天小丁塊……100g
水……100cc
醋……200cc
糖……4大匙
香辛料（胡椒粉、芥末子、辣椒、肉桂、丁香等，視喜好添加）

❶ 將蔬菜切成大塊
❷ 將蔬菜與寒天一同放入瓶內
❸ 將醋、水、糖攪拌均勻後添加入香辛料，然後倒入剛才的瓶子裡
❹ 放置3天左右使其充分醃漬

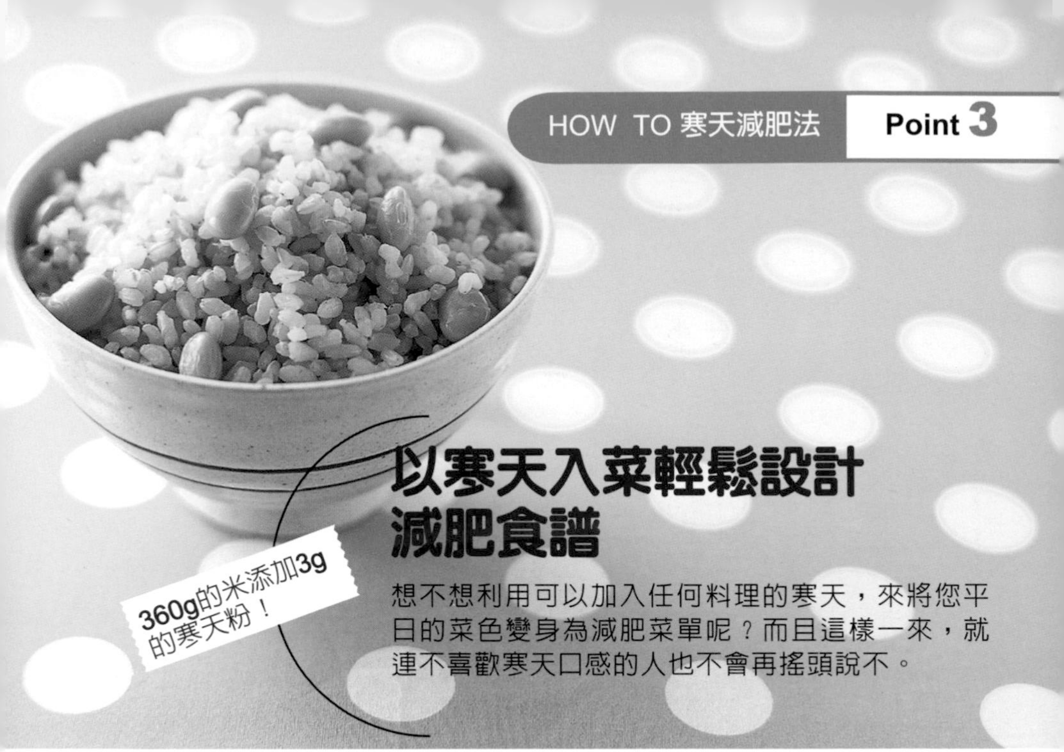

以寒天入菜輕鬆設計減肥食譜

想不想利用可以加入任何料理的寒天，來將您平日的菜色變身為減肥菜單呢？而且這樣一來，就連不喜歡寒天口感的人也不會再搖頭說不。

做成平日的菜色

可以直接入菜增加其應用範圍也是寒天的長處之一。寒天加熱後便會溶解、冷卻後再度凝固的優異性質，提供了運用上不少的方便，只要利用它這樣的性質，將其融入平日所食用的菜餚裡，或是與其他食材做成餐桌上的新鮮菜色，便可以充分發揮寒天的減肥效果。它的食物纖維有助於改善便秘，同時寒天料理大多低熱量，因此自然成為最佳的減肥食物。

加入米飯、湯裡

最簡單的方法是在煮飯的時候一起加入寒天，使用的比例是三百六十克的米加入三公克的寒天。添加了寒天所煮成的米飯，會產生美麗的光澤與香Q的口感，讓米飯的風味更向上提高一層，除此之外，即使米飯涼了也同樣保有美味，因此強力建議大家從現在起就養成煮飯時添加寒天的習慣。

將寒天添加在湯裡，也是針對不喜歡吃寒天的人一個相當可行的辦法。使用的分量是一碗湯添加一到二克的寒天，放得太多會顯得過度濃稠，而只添加少許的話就讓人察覺不出來。

運用寒天製作低熱量菜單

首先可以利用寒天來做帶有勾芡的菜餚，用量為一百西西的水添加五克的寒天，以它來取代地瓜粉或太白粉作為勾芡之用。不過寒天具有冷卻後即凝固的特性，因此最好是趁熱儘速食用完畢，如果凝固的話，只要重新加熱就可以恢復成原狀，還是一樣美味可口。

再來可以將寒天絲泡水還原切成適度的大小，然後淋上醬汁當作沙拉來食用；或是在炒菜的時候最後再加進去一同翻炒，也可成為一道美味的菜餚。這個方法會增加菜餚的份量，讓低熱量飲食吃起來也有大快朵頤的感覺。

每天持續食用寒天絕非難事，即便是不喜歡甜食或不愛吃寒天的人，也可以運用一些技巧讓他們神不知鬼不覺地吃下去，而這也就是它容易持之以恆的奧妙所在。

既安全、健康價值又高的寒天，是現代人飲食生活的救世主

日本伊那食品工業株式會社研究開發部次長　柴 克宏

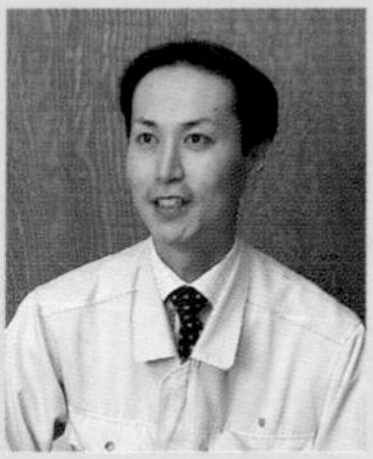

「海中精華」為研究者注目的焦點

近年來，在醫療研究的領域裡，海洋成為大家關注的焦點。研究者紛紛將目光鎖定在蘊育一切生命之母的海洋，也陸續得到許多驚人的發現。寒天就是其中之一，直到最近人們才知道它還含有抗癌成分寒天OLIGO寡糖。

此外，寒天含有豐富的膳食纖維，這一點也是現代人飲食中最需要補充的一部分。肥胖、高血壓、高脂血症、糖尿病等罹患代謝症候群的患者，正快速增加當中，飲食習慣西化所隨之而來的纖維量攝取不足，被視為重要的原因之一。在代謝症候群患者高居世界第一的美國，已經普遍在餐桌上放置一種裝有食物纖維粉末的瓶罐，稱之為「餐桌纖維」的健康食品，讓使用者可以像撒鹽或胡椒一樣自行添加在食物裡頭以補充其不足，或許不久的將來，其他國家的人也會跟著做仿起這樣的作法吧！

寒天是值得自豪的安全健康食材

不過，現在有了寒天這項優異的天然素材，建議大家不妨將焦點放在寒天身上，讓它為各位的健康貢獻一分力量。因為在為數眾多的健康食品中，寒天擁有四百年的歷史，在安全性上絕對值得信賴。

不只是女性朋友，喜歡貪杯的男性，以及為便秘所苦的朋友，在此都想要推薦您積極食用寒天這項好處多多的食品。

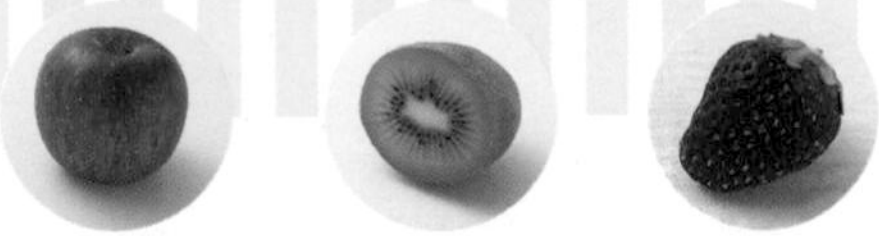

寒天短期斷食減肥法

立即享瘦！

緊急瘦身！

三日瘦身大作戰

「怎麼辦，就過幾天就要去東南亞旅行了！」「下禮拜的舞會，說什麼都想穿著緊身洋裝參加！」女性朋友經常面臨此類「現在就想立刻瘦下來」的場合，遇到這種緊急狀況的時候，建議一定要試試這裡提供的方法！

利用斷食法排除體內囤積的毒素

短期斷食是最近最受注目的減肥方法，它除了可以讓人瘦下來之外，還有助於排除體內所累積的毒素。

在短期斷食期間，由於中斷了營養的攝取，身體會開始消耗儲存在體內的脂肪，而且一直工作不停的內臟器官，也可以藉此獲得稍微喘息的機會，是一種有益於健康的減肥方法。

不過，儘管理智上能夠認同斷食的效果，一旦果真要去執行的時候，仍然必須要下定決心並鼓起相當大的勇氣。

「完全不吃東西的話，我怕我會做不到」。針對這樣的朋友，建議您來嘗試寒天短期斷食法，這種斷食法，可以和緩地進入絕食狀態，以「富含水分且柔軟的寒天」來作為代替飲食、再飲用寒天茶或添加了寒天的果汁，使得短期斷食行為不會太痛苦。

利用寒天進行安全的斷食

只喝水、其他什麼都不吃的斷食法過於嚴厲，不建議初嘗試者採用，而且突然從一般人的飲食習慣立刻轉為斷食的狀態，很容易因胃酸過度分泌而導致胃痛。

這一點，若是採取以少量寒天作為替代飲食的方法，既不妨礙斷食的效果，又可以保謂腸胃的健康，問題立即迎刃而解。

新鮮果汁加入寒天效果更佳

採取寒天短期斷食法的時候，建議可以每天飲用二到三杯加了寒天的新鮮果汁，主要是為了補充維他命C和酵素。本書的74～77頁也有專為寒天短期斷食所設計的飲料食譜，請務必參考使用。

在進行斷食的期間中，必須留意攝取足夠的水分，除了基本的礦泉水外，將香草茶、或其他低咖啡因的茶製作成寒天茶來喝也很不錯。但要注意斷食期間禁止飲用牛奶和豆漿。

斷食中的人不適合從事過於激烈的運動，話雖如此，整天窩在家裡也並不好，若遇假日的時候，建議不妨出門散散步、或與三五好友閒話家常，則更能轉移對於食物的注意力。

基本的寒天新鮮果汁製作法

材料
寒天凍……70g
切好的水果……130g
（水果可以從下方的清單中挑選，
圖中以奇異果作為範例）
水……適量
蜂蜜……適量（不加亦可）

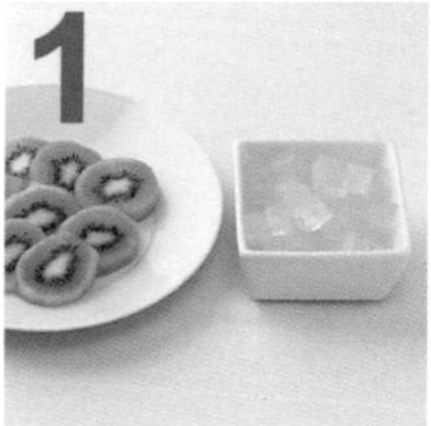

製作寒天凍並切成小塊備用。水果同樣切塊，如果是像西瓜那類有籽的水果，則將籽剔除。

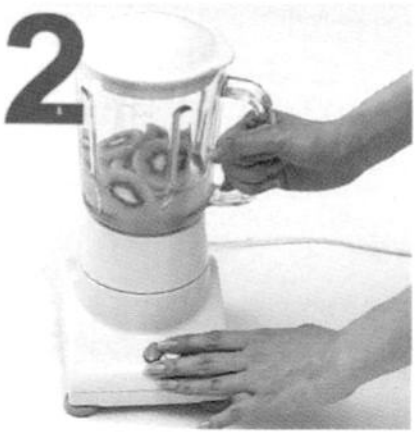

將剛才的寒天凍與水果放入果汁機裡，添加適量的水，以免做出來的果汁過於濃稠。

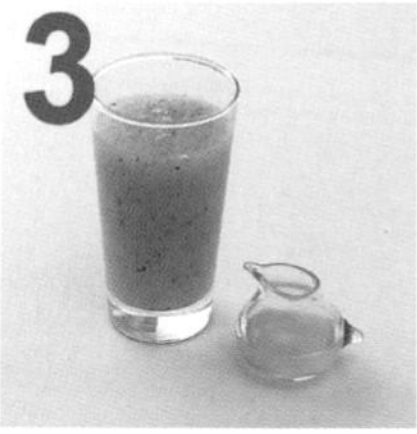

以果汁機將材料打成果汁後，倒入玻璃杯中。如果需要一點甜味的話，可酌量添加少許的蜂蜜。

推薦使用的水果清單

草莓	柳橙	梨子
奇異果	橘子	西洋梨
哈蜜瓜	芒果	蘋果
葡萄柚	木瓜	檸檬
西瓜	桃子	萊姆
鳳梨	葡萄	

適合在斷食中飲用的新鮮果汁，請儘量挑選溫帶或亞熱帶地區出產、而少用熱帶地區的水果。在溫帶及亞熱帶氣候下生長的水果比較不會造成身體的負擔，有利於身體的排毒。

三日瘦身寒天減肥菜單

～溫和地開始、溫和地達成目標～

	第三天	第二天	第一天
早	添加寒天的新鮮果汁 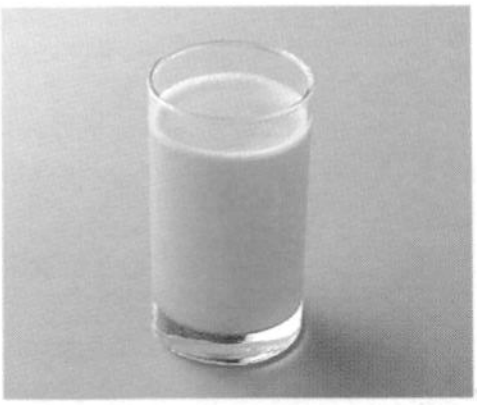	添加寒天的新鮮果汁 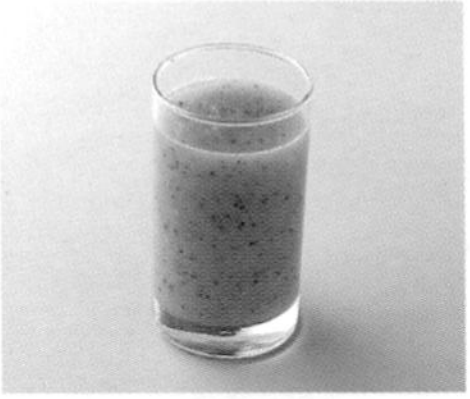	寒天＋少量的水果（隨喜好） 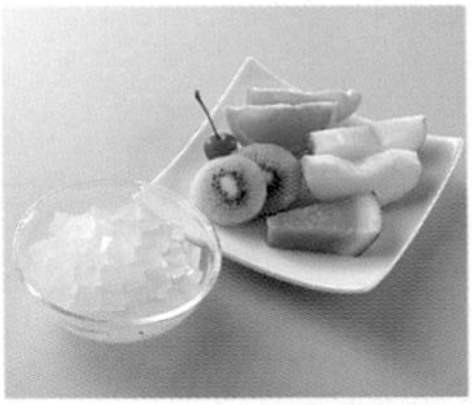
午	寒天軟凍 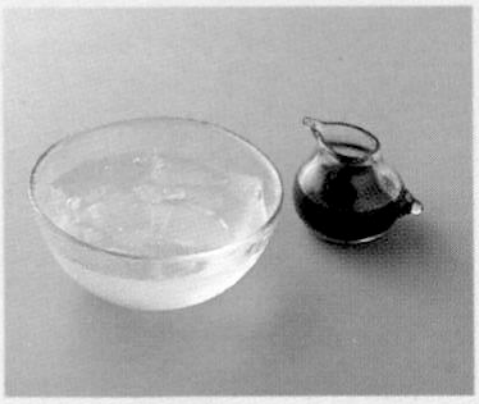	添加寒天的新鮮果汁 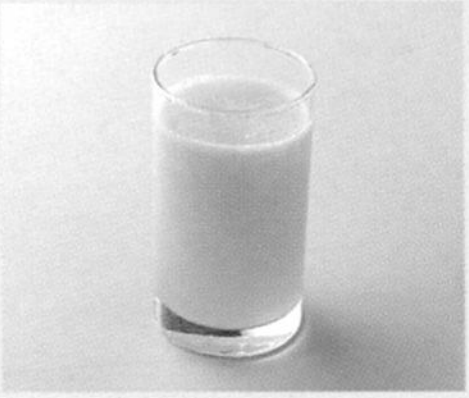	寒天麵 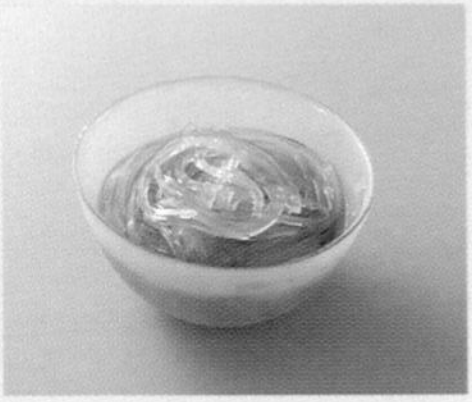
晚	寒天湯＋少量的燙青菜 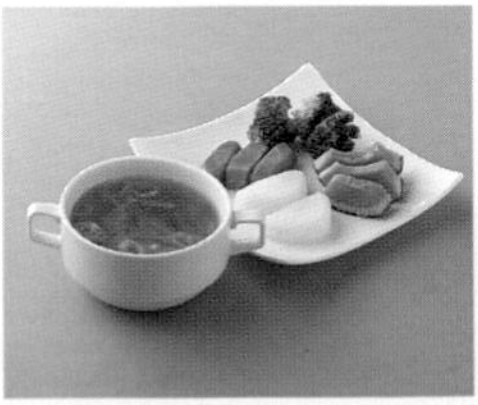	添加寒天的新鮮果汁 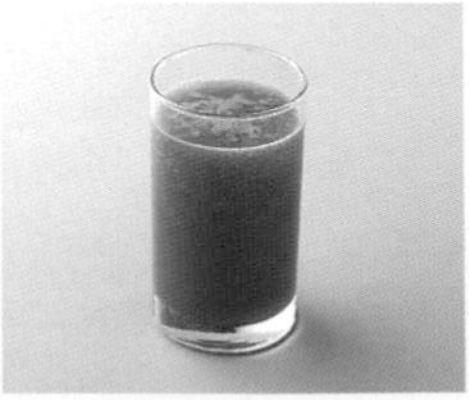	寒天軟凍 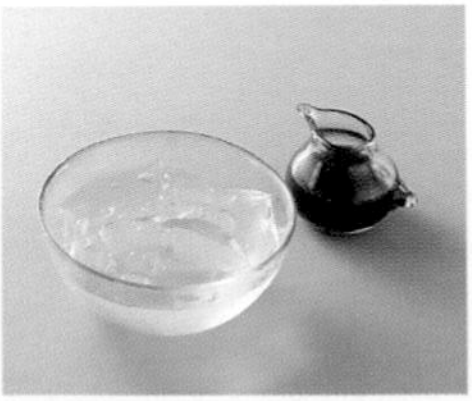

※ 這裡所介紹的三日斷食菜單只是範例之一，使用者應視個人體質來加以調整，若感覺身體不適或有異狀的時候，請不要勉強，立即停止斷食的行為。此外，持續三天以上的斷食行為，應在醫師指示下進行，以免發生意外或危害身體健康。

寒天斷食法食譜

上一頁刊載了數道利用寒天製作而成的減肥菜單。在斷食期間若能妥善利用這些寒天菜單，便能消除空腹所帶來的焦慮感，並防止胃部的不適。

寒天麵

熱量低而份量夠，食用起來格外具有滿足感，是無痛苦進入斷食的一帖良方。

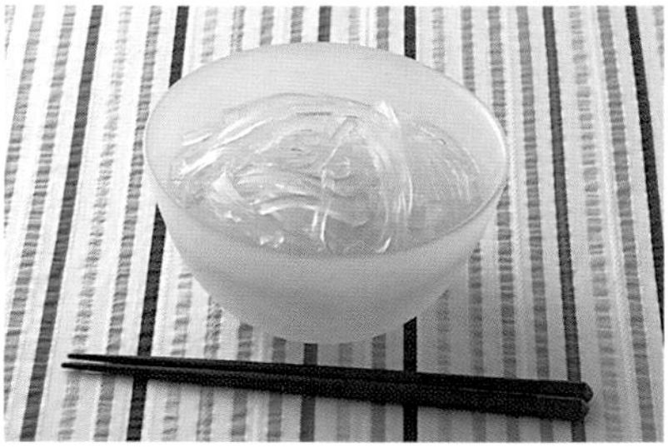

材料（1人份）
寒天粉……3g
水……300cc
沾醬（柴魚醋、涼麵醬等，隨喜好選用）……150cc

❶ 將寒天粉以水煮化，倒入不銹鋼盤等長方型的容器內，使其冷卻凝固。
❷ 寒天固定成型後，從容器內取出切成細長的麵條狀，或是利用刨絲器削成條狀亦可。
❸ 將細條狀的寒天盛入器皿中，加入沾醬食用。

寒天軟凍

寒天軟凍是以較高的水分比例來製作出柔軟似膠狀般的軟凍，吃起來口感滑順，也具有不錯的飽足感。

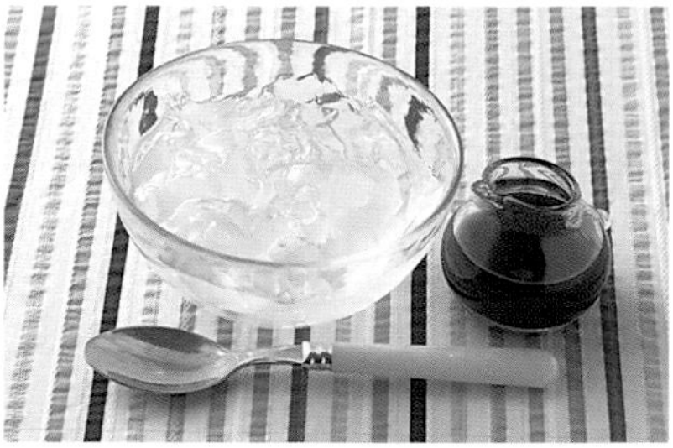

材料（1人份）
寒天粉……2g
水……250cc
甘味（代糖、寡糖、蜂蜜等，視喜好添加）……適量

❶ 在鍋內放入寒天粉與水一起加熱煮沸，煮化後倒入容器中待其冷卻凝固。
❷ 寒天凝固後，以湯匙輕輕攪拌將其搗散。
❸ 隨喜好添加甘味來食用。

寒天湯

適合斷食後溫和調養身體飲用的日式湯品。儘量使用以昆布濾煮出來的高湯，而不要使用市售的高湯塊。

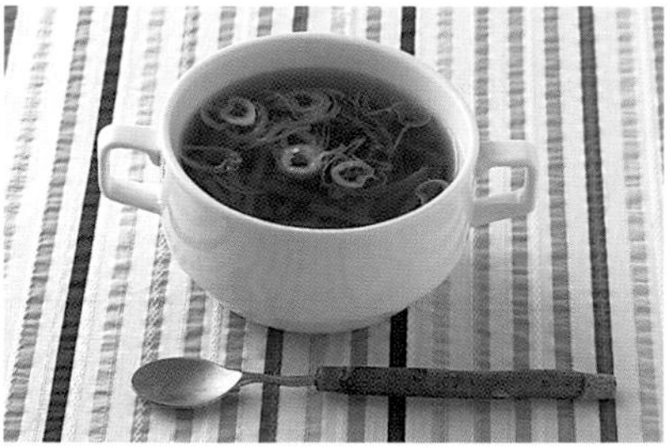

材料（1人份）
昆布高湯……250cc
酒……1大匙
寒天絲……3g
醬油……1大匙
鹽……適量
蔥花……適量

❶ 將寒天絲切成5cm左右的長度，然後放在水裡稍微浸泡一下
❷ 將高湯倒入鍋中加熱，溫熱後加入醬油、酒、鹽。
❸ 接著把泡過水的寒天絲放入鍋中稍微拌煮。加熱過度會使寒天溶化，這一點要小心。
❹ 煮好後盛入碗中，撒上蔥花上桌。

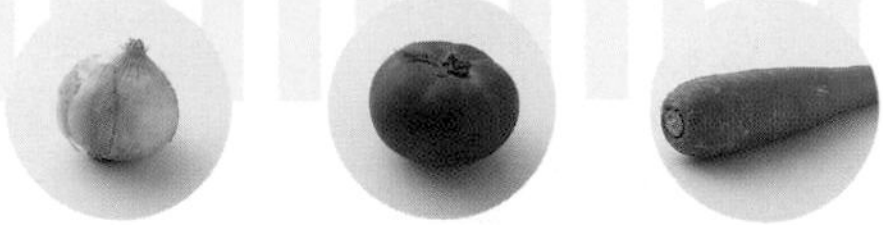

寒天減肥法1週緊急瘦身計劃

短期集中型
減肥方案

快速減肥

這是當您下定決心，不達目的誓不罷休，減肥的意志十分堅定時，所建議您採取的一套計劃。它能夠減少一週所攝取的卡路里，也是適用於改正偏食習慣、調整飲食嗜好的一個方法。

和緩的短期斷食

不想採取完全斷食那麼激烈的方式，但又想利用短期間的減肥迅速看到效果，對於這樣的朋友，我們所給予的建議就是一週寒天減肥計劃。

它的禁忌並不像斷食那樣嚴苛，所採取的方法是以寒天作為擬定菜單的重心，而達到減少體重、體脂肪、以及排毒的效果。這種可以稱之為比較和緩的短期斷食，在菜單的擬定上，第一天到第三天對於飲食的量採取較高的制限，目的在於身體的淨化，而第四天到第七天，則陸續增加營養均衡而低熱量的飲食，最後恢復至正常的飲食習慣。

恢復正常的味覺與飲食嗜好

藉由一個禮拜的體內淨化與飲食內容的改善，除了燃燒掉身體多餘的脂肪外，也是重新檢視飲食嗜好的大好機會。我們的味覺，平日經常受到來自於速食、泡麵、即食料理、罐頭食品，以及各種化學調味料的刺激而逐漸麻痹，因此吃得再多也無法感到滿足，於是不知不覺便容易過食。實施這項計劃之後，自然而然會減少化學調味料的攝取量，使得味覺本身產生變化。

而這項減肥計劃的成功秘訣就在於，結束之後還能繼續保持已恢復正常的味覺，培養對食物品質的品鑑力，每一餐飯都儘量攝取以自然素材、天然調味料所烹調而成的飲食，養成良好的飲食習慣。

以寒天甜點作為點心

在實行此一計劃期間，禁止吃巧克力、蛋糕等點心。不過若是吃一點書中所介紹的寒天點心，倒是無傷大雅（請適量食用）。

與前面介紹的寒天短期斷食法一樣，這項計劃的實行期間應多多補充水分。重口味的料理、油炸類、披薩等都應儘量避免，多攝取豆類及發酵食品，有助於提升減肥時的體內淨化力。

重新檢視飲食習慣 重新整頓心、體、美

ESTHETICS Salon Sheba代表 **中島薰** 女士

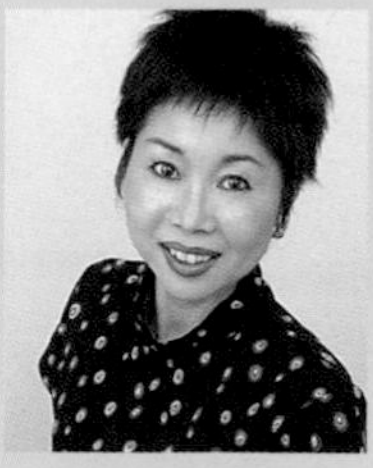

肥胖造成身體重大負擔

肥胖是現今造成成人病等嚴重病症的元凶，這已是衆所周知的事實。人類體重每增加一公斤，末稍的微血管就必須延長三公里。因此，身材愈胖就會對其造成相對的負荷，使體內的運作更加辛苦。

肥胖的害處還不僅止於身體，也會損及腦部。人一旦發胖，就更加容易陷入過度飲食的惡性循環中難以自拔，因此，減肥絕非只是為了美容的目的，而是擔負著維護身體健康，乃至於人生健康的重大使命。

提早老化正開始突襲年輕女性

此外，最近年輕一代女性出現「提早老化」的現象，也令人感到十分憂慮，明明是青春洋溢的二十出頭女性，許多人的肌膚卻顯得黯淡無光。為何會發生這樣的情形？調查之下才知道原來與飲食習慣偏差有關。

生活在富裕的社會裡，世界各地的食物都可以輕易取得，結果最基本的維生素、礦物質、食物纖維卻反而攝取不足，倘若因此而導致慢性食物失調，那麼就更划不來了。

變瘦並不是減肥唯一的目的，藉此檢視自己的飲食習慣來作為改善的契機才是更重要的，因為具備控制飲食的智慧，正是通往美麗的關鍵。

一週緊急瘦身計劃

～範例菜單～

	第三天	第二天	第一天
早	寒天新鮮果汁 燙青菜	寒天新鮮果汁 燙青菜	糙米飯 納豆 海帶芽味噌湯
午	寒天麵 寒天茶	寒天麵 寒天茶	寒天麵 寒天茶
晚	飯前寒天 寒天絲蔬菜湯	飯前寒天 糙米粥 醬菜	寒天新鮮果汁

寒天健康菜單作法

寒天絲蔬菜湯

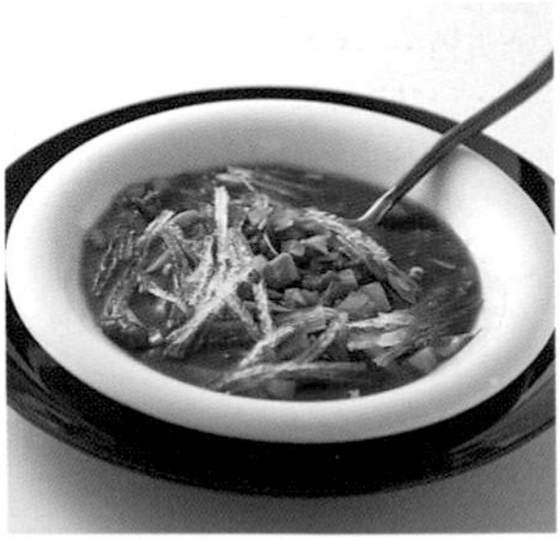

材料（1人份）
苦瓜……1/2條　寒天絲……3g　高湯……200cc　醬油……2大匙　鹽……少許　柴魚片……5g

❶ 苦瓜切成對半後去籽、再切片。❷ 寒天絲切成5cm長，然後泡水還原。❸ 將高湯、醬油、鹽放入鍋裡燒開，再放入苦瓜快速煮一下。❹ 寒天絲瀝乾水分後與柴魚片一起放入鍋裡稍微拌勻。

材料（1人份）
整顆蕃茄……1個　茄子……1/2個　洋蔥……1/4個　四季豆…1根　豌豆……2片　寒天絲……2g　高湯塊……1個　水……50cc　沙拉油……1大匙

❶ 將寒天絲切成5cm長，稍微泡水還原。❷ 在炒菜鍋裡倒入一點沙拉油，然後放入切碎的洋蔥。❸ 洋蔥炒軟後，將切成小丁的茄子、以及切成小段的四季豆與豌豆一起下入鍋裡稍微翻炒。❹ 然後放入整顆的蕃茄加以搗碎，再倒入水與高湯塊一起熬煮。❺ 煮好後盛入碗裡，再加入瀝乾水分的寒天絲。

這裡所介紹的菜單只是範例之一，搭配的內容請以清淡為主，避免使用沙拉醬、蕃茄醬、調味醬、及其他化學調味料，建議採用醬油、醋、自製高湯、少許的植物油。

第七天	第六天	第五天	第四天
寒天棒糙米粥 燙菠菜 納豆 寒天茶	燙青菜 水煮蛋 豆寒天 寒天茶	寒天新鮮果汁 燙青菜	寒天新鮮果汁 燙青菜
鴻喜菇蘿蔔泥麵 豆寒天	陽春烏龍麵 涼拌牛蒡 寒天茶	飯糰（1個） 寒天涼拌菜 小白菜煮油豆腐	飯糰（1個） 豆寒天 寒天茶
飯前寒天 糙米飯 豬肉湯 烤魚 涼拌豆腐 醬菜	飯前寒天 糙米飯 豌豆味噌湯 馬鈴薯燉肉 醬菜	飯前寒天 糙米飯 蔬菜味噌湯 納豆	飯前寒天 香煎豆腐排 苦瓜寒天絲 醬菜

※ 飲料方面可自由選用咖啡、紅茶、綠茶，喝寒天茶當然也可以。
※ 在計劃執行期間，請儘量不要吸菸、飲酒。

寒天棒糙米粥

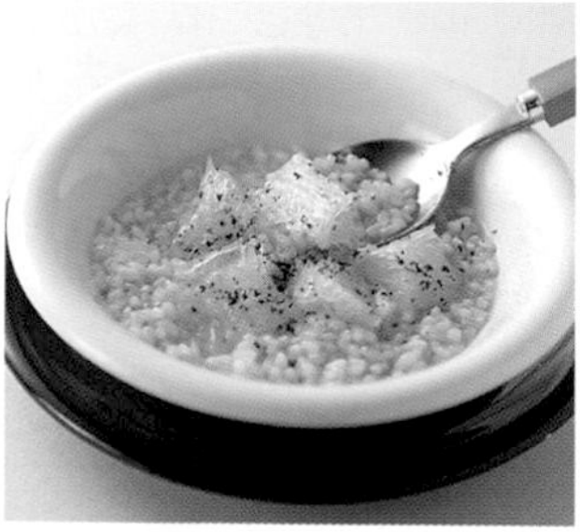

材料（1人份）
糙米飯……100g
寒天棒……1/8條
水……150cc
鹽……少許
香鬆……適量

❶ 寒天棒泡水還原後切成大塊。❷ 將糙米、水、鹽放入鍋裡，以小火煮7分鐘。❸ 煮好後盛入碗裡，放入切好的寒天棒，撒上香鬆食用。

苦瓜寒天絲

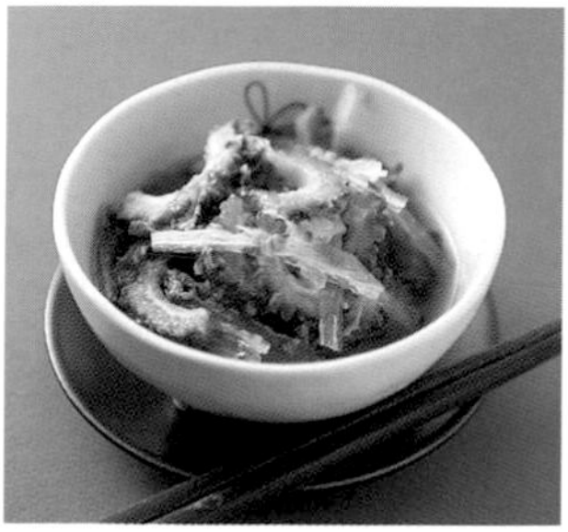

配合運動來提升寒天減肥的效果

up

減肥當中不可缺少適度的運動，利用寒天減肥飲食方法也不例外，為了改善便秘、提高代謝的效率，建議配合從事若干溫和的運動，養成每天都要活動筋骨的習慣。

透過運動來刺激腸道

在進行寒天減肥法的時候，最好同時配合若干非劇烈的運動，這時並不需要刻意從事劇烈運動來消耗卡路里。

運動的目的只是為了提高寒天飲食的效果而已，因為寒天的食物纖維固然有助於解除便秘，但如果能夠再搭配少量的運動，就可以促進全身的血液循環，給予腸道適度的刺激，讓排便更加順暢。

養成走路的習慣

這裡最推薦的運動就是走路，然而每天都要維持走路運動的話，還必須要有堅強的意志力。

因此這裡建議的方法是，在利用寒天減肥的這段期間，設法經常往返稍微有點距離的地方，像是去租片子的時候，就可以挑選離家遠一點的出租店；而要去採購寒天的時候，就挑選步行半小時才到得了的超市來購買：諸如此類。一開始的時候或許會感覺相當疲累，但久而久之習慣之後，就會覺得走路其實一點都不麻煩，而到了這個階段，相信那頑固便秘也已經出現了改善的徵兆。

此外例如伸展操、瑜珈，這種在室內就可以輕鬆鍛鍊的運動效果也很不錯，還可以試著結合指壓、半身浴等一起來做，效果更好。

燃燒體脂肪、治療便秘

瘦身走路健行

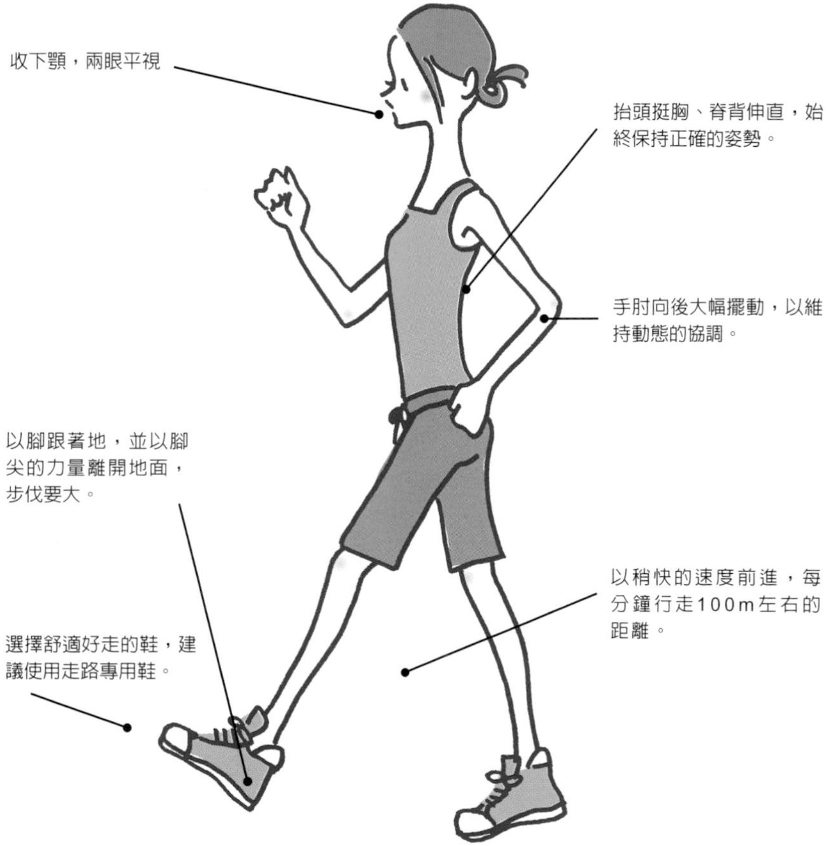
收下顎，兩眼平視
抬頭挺胸、脊背伸直，始終保持正確的姿勢。
手肘向後大幅擺動，以維持動態的協調。
以腳跟著地，並以腳尖的力量離開地面，步伐要大。
以稍快的速度前進，每分鐘行走100m左右的距離。
選擇舒適好走的鞋，建議使用走路專用鞋。

走路健行的好處如下：

- 消耗熱量、燃燒體脂肪
- 提高基礎代謝率，打造不易肥胖的體質
- 走路是不易造成身體負擔的有氧運動
- 給予腸道刺激，有助於解除便秘的困擾
- 促進血液循環，消除肩膀痠動、腰痠背痛
- 具有消除精神壓力等紓解放鬆的效果

步行消耗卡路里的計算方式　步行距離（km）x 體重（kg）x 0.5

可給予腹部刺激的**伸展操**

伸展操是每天可以持續去做而又不會造成負擔的和緩運動，它可以鍛鍊腹部肌肉促進血液循環，因此可以雕塑緊實的腰部線條。開始時每天先將下面的這套動作做二遍，習慣之後再增加為三遍則效果更佳。

1

背部伸直、兩眼平視挺胸站好，將兩腳打開約30cm，維持這個姿勢作左右大幅扭腰各五次。

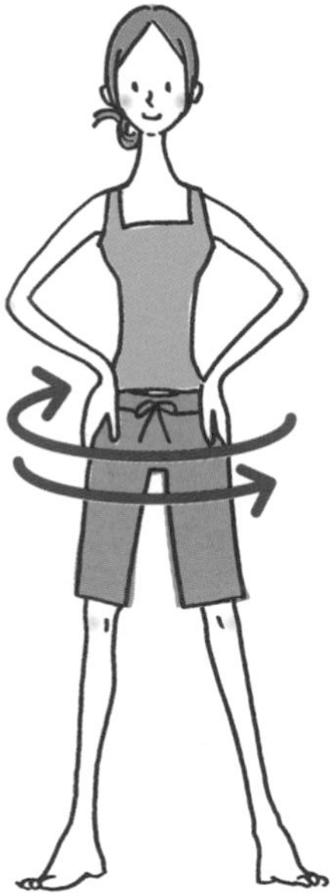

2

將兩腳距離再打開一些，上半身放鬆按圖片方式作大幅度擺盪，此動作來回反覆做五次。

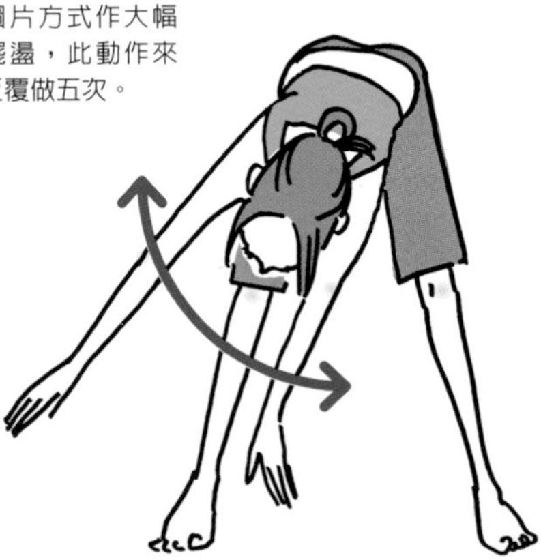

3

坐在地板上，將兩腿伸直然後向上抬離地面直到無法再提高，以此姿勢維持10秒鐘。

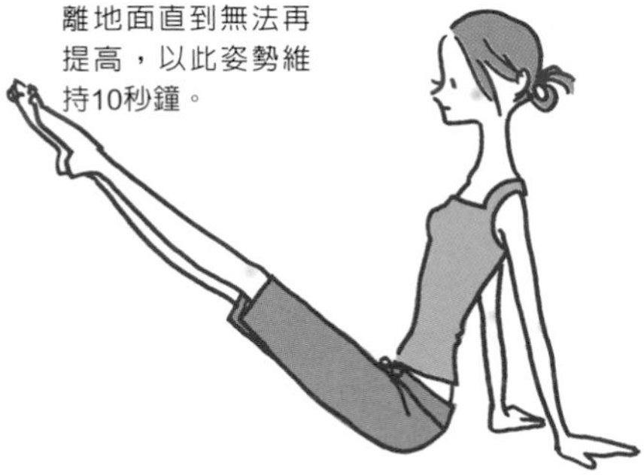

4

將背部緊貼牆面站直，右腿曲膝提起儘量抬高貼近腹部，停留3秒，然後左腿以同樣方式進行。右、左交替重覆做五次。

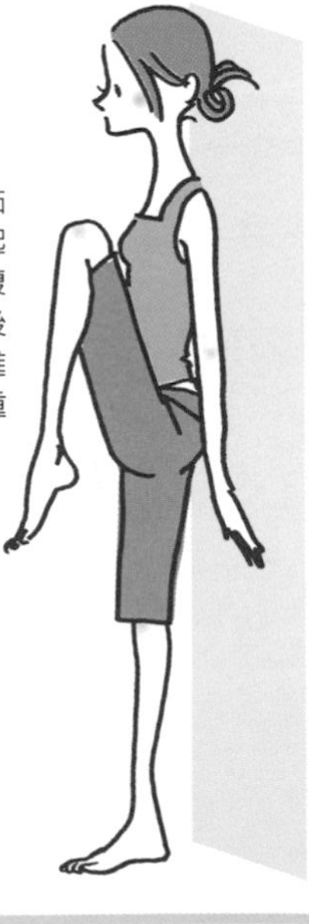

有助於改善便秘的半身浴

對於健康具有多種好處的半身浴（半身泡澡），同時也能夠改善便秘與幫助減肥。將身體浸泡在水裡，藉由適度的水壓來達到舒筋活血、活化新陳代謝的功效，此外，它也能給予內臟適度的刺激，促使腸部蠕動而提升排泄力。水溫建議設定在攝氏38 ~39度，水量大約淹至肋骨間凹處，作15～20分鐘的充分浸泡讓身體大量排汗，若在水裡加入一小撮鹽和三、五滴芳香精油，效果會更好。

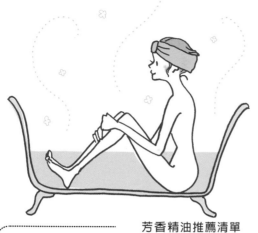

芳香精油推薦清單

葡萄柚……有助於燃燒脂肪
柏木……消除浮腫、改善生理不適
杜松子……淨化血液、不易堆積皮下脂肪
茴香……將老舊廢物排出體外、幫助消化

此外，像是薄荷油、檸檬、天竺葵、虎尾草、黑胡椒、薰衣草、迷迭香、麝香、苦橙葉等效果也很不錯。

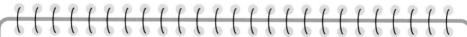

治療便秘有效的指壓按摩

患有嚴重便秘的人，不妨試試這種指壓按摩法。首先以肚臍為中心，在距離三指寬左右的位置，設為A的按壓點，以雙手的二根手指一起放在A點的位置上，緩緩按壓3秒鐘，然後慢慢離開，此動作重覆五遍；接著要按摩的是位於肚臍下方3cm處的B點位置，將雙手的姆指置於B點，然後緩緩做伸呼吸，配合吐氣的時候來作按壓，吐氣結束則手指同時離開按摩位置，此動作早晚各做一次，不過要避免在剛吃飽的狀態下做。

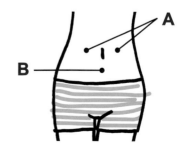

寒天湯類＆飲品

在用餐前先來杯寒天飲品，不但熱量不高，還可以增加飽足感，以免用餐過量，是想要瘦身者的聰明選擇。

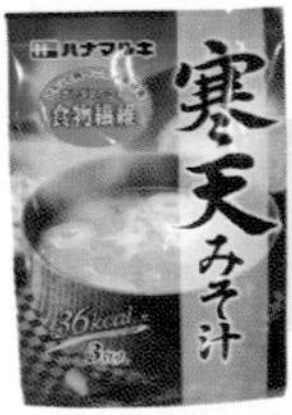

寒天味噌湯

售價：90元

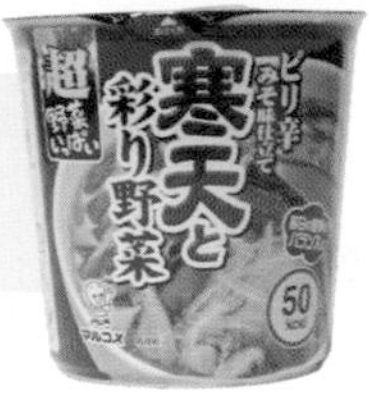

寒天野菜味噌湯

售價：89～90元

寒天速食湯—蔬菜蛋花

售價：89～90元

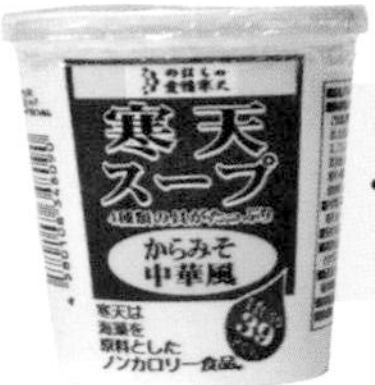

寒天速食湯—中華風

售價：89～90元

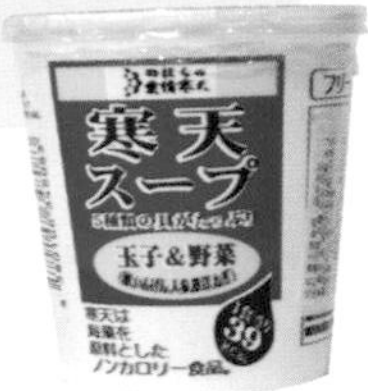

寒天果凍飲料（葡萄柚/蘋果）

售價：90元

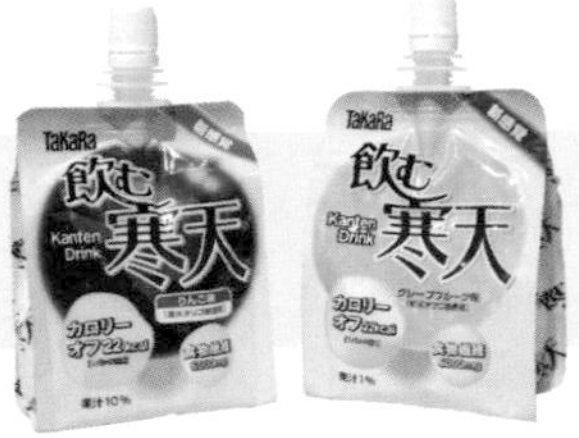

寒天甜點

即使是吃零食，也要儘量選擇有益健康的零食，在嘴饞的時刻，不妨用這些寒天甜點寵寵自己！

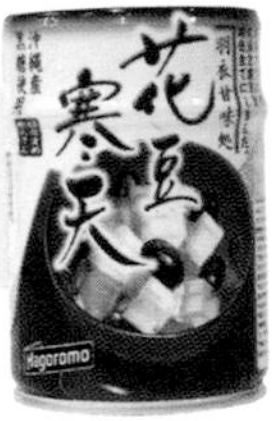

花豆寒天

售價：150元

寒天甜點罐頭

售價：75元

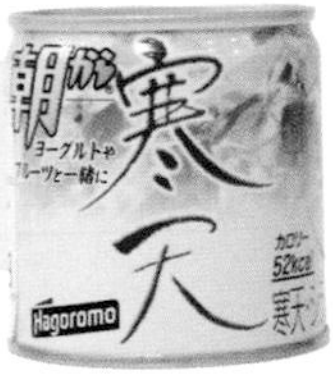

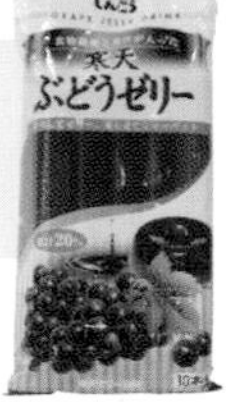

寒天葡萄果凍棒

售價：90元

黑蜜寒天

售價：28元

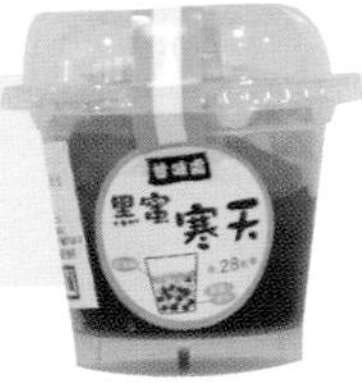

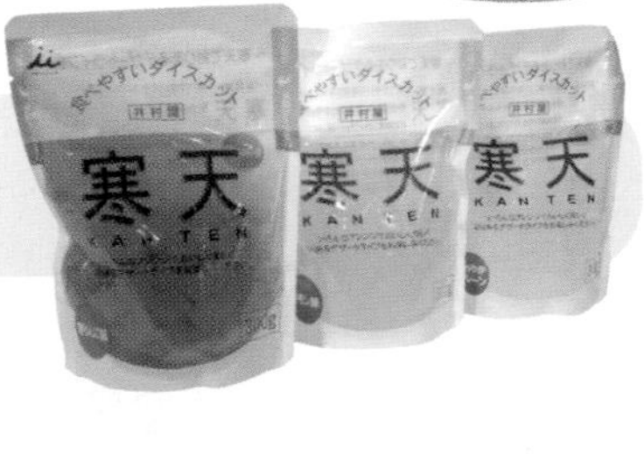

井村屋寒天包（檸檬/青蘋果/原味）

售價：65元

杉本屋寒天QQ軟糖
（紅葡萄柚/藍莓）

售價：65元

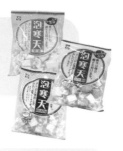

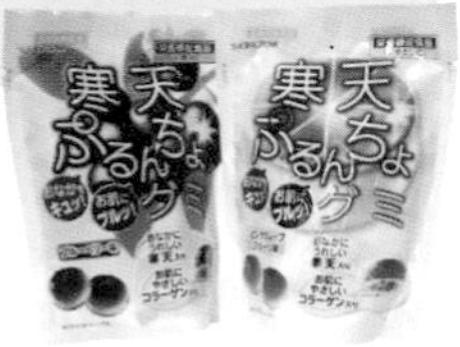

杉本屋寒天棉花糖
（水果/抹茶/牛奶咖啡）

售價：110元

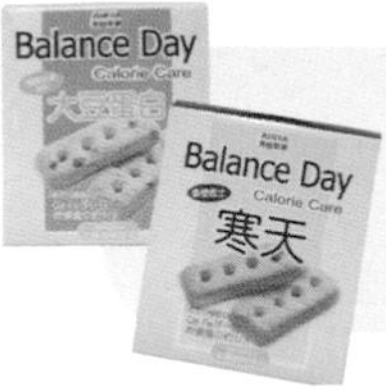

Balance Day寒天餅乾
（香橙起士/水果口味）

售價：39元

寒天素材

寒天本身沒有任何的特殊氣味，因此可以與任何食材做結合，不論是料理或甜點都很適宜。

真田寒天粉（2g×10包）

售價：238元

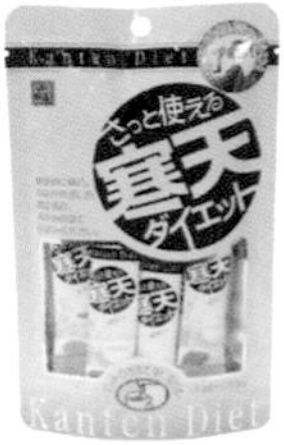

信洲寒天粉（4g×4包）

售價：120～130元

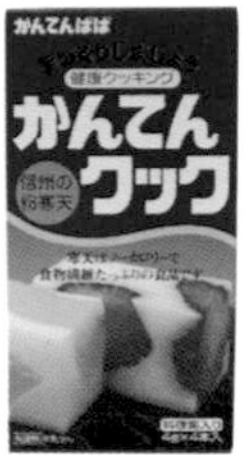

Essen寒天粉

售價：450元

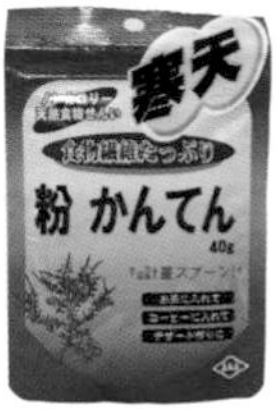

愛情寒天

售價：125～130元

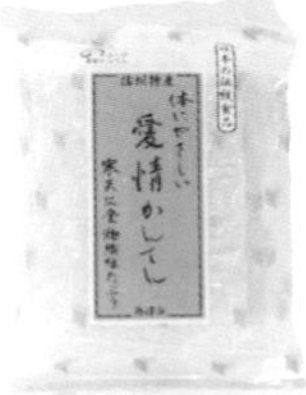

寒天100%

售價：590元

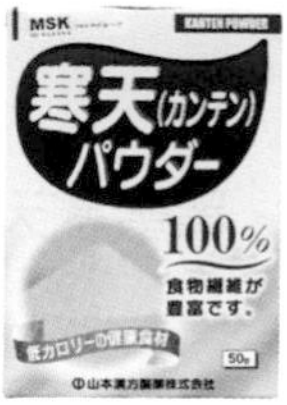

寒天細絲

售價：125～130元

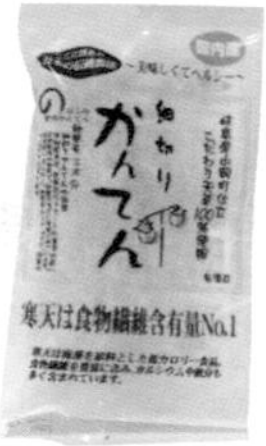

銷售處：
微風廣場超市（02-6600 8888）
JASONS MARKET PLACE
（02-8101 8701）
康是美（0800-005-665）
全家便利商店（02-2523 9588）

圓順俏佳人(寒天膠囊)

售價：1080元

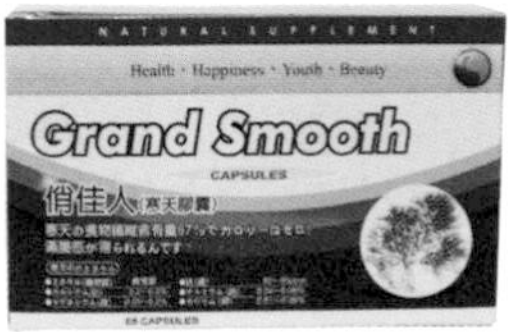

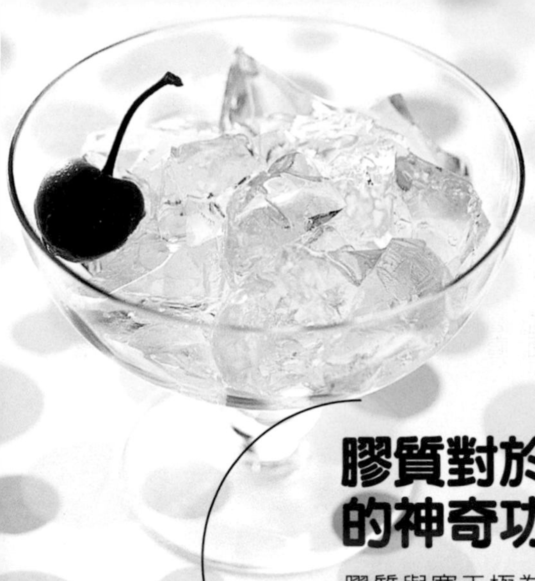

膠質對於瘦身、美容的神奇功效！

膠質與寒天極為相似，乍見還以為兩者是同一種東西，其實它們的成分與功效完全不同。不過，膠質也是一種不輸給寒天、極具健康與美容效果的食材。

寒天與膠質的差異何在？

提起寒天，就會聯想到經常容易搞混的膠質，這兩者都是遇水凝固而經常用於製作糕點的材料，因此時常被人們誤以為是同一種東西，但其實它們完全是不一樣的東西。

寒天的原料為紅藻、褐藻等海藻，乃是植物性食品，膠質則是屬於動物性食品，從魚、動物的骨頭或筋等蛋白質中提煉製成。膠質的蛋白質含量為每一百克中含有八五‧九克，比例之高堪稱為食物之冠，它的熱量則為平均每一百公克三三八卡路里，雖然比寒天高，但若因此就判斷它「不適合作為減肥之用」，則未免言之過早。

保持肌膚、頭髮、指甲的美麗

膠質中所含有的蛋白質，其成分與女性維持美麗不可或缺的膠原蛋白具有同樣的功效。也就是說，持續食用膠質，便可以輕鬆維持肌膚與頭髮的彈性與光澤，擁有清澈閃亮的雙眸，以及健康透明的指甲。捨棄這些優點不加以利用，那就太可惜了！

有許多減肥中的女性會出現肌膚粗糙等煩惱，在遠離高熱量飲食的當兒，往往同時陷入蛋白質不足的局面。「瘦下來雖然很好，可是最近指甲卻變得很脆弱，從前都可以做漂亮的指甲彩繪，現在卻都不行了」，這就是身體已經發出了警訊。

聰明結合寒天與膠質一起運用

我們建議您在進行寒天減肥法的時候，結合膠質來一起運用，這樣一來，既不會損害您的年輕美麗，又可以減少身體上的贅肉，簡直就是完美的減肥方案。前面提到膠質雖然具有卡路里，但只要將一天的攝取量定在十克左右，頂多不過是一顆牛奶糖的熱量，而且它只有百分之零點五的脂肪含量，故可安心食用。

攝取的方法與寒天一樣，可以隨喜好做成膠質茶、飯前果凍、或是將其入菜都行。

寒天 VS 膠質

日本人自古以來就喜愛的和果子、羊羹、以及夏天不可或缺的清涼果凍，都是可以充分發揮寒天與膠質的特性來製作的超級減肥食品。它們各自具有不一樣的優點，您可以視目的所需及心情狀況來挑選食用。

寒天的代表性甜點

羊羹

紅豆所含的皂鹼具有利尿作用，能幫助身體排除多餘的水分，它可與寒天的食物纖維達到相乘的效果，將體內囤積的廢物一舉清除乾淨！因此，羊羹是一道相當完美的減肥甜點。

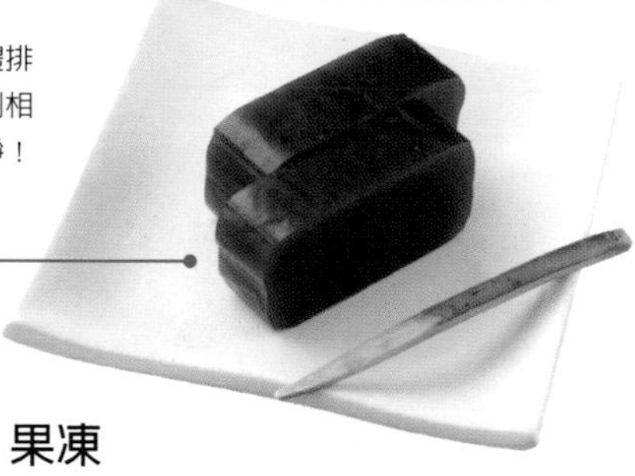

膠質的代表性甜點

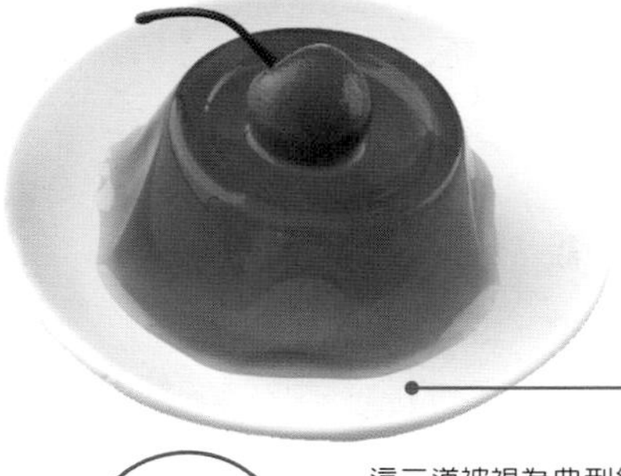

果凍

水果中富含各種維生素以及鉀等礦物質。而膠質（即膠原蛋白）則可與這些維生素達到相乘的效果，除了可打造出美麗的肌膚之外，還具有提高營養消化吸收的功效。鮮果凍正是以膠質為原料所製成之最具代表性的甜點。

值得推薦的甜點

這二道被視為典型組合的甜點，就營養方面來看也同樣理想，是最推薦女性朋友享用的點心。若使用低熱量的代糖便能大幅度降低其熱量，因此建議您親自動手製作。而在羊羹方面，也只需要以寒天來凝固已經煮熟的紅豆，作法相當簡便。

基本果凍製作法

膠質與寒天在作法上最大的不同之處，就在於溶解的方法。寒天是直接用火加熱來煮化，而膠質則是要注入熱水以攪拌的方式來溶化。倘若將顆粒狀的膠質粉直接置於火上長時間加熱，膠原蛋白就會因變質而無法凝固，此點務須格外注意。

膠質的種類

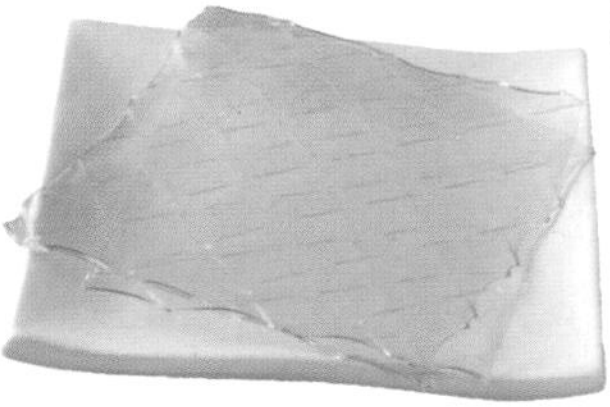

吉利丁片

吉利丁片是片狀的膠質，主要提供糕餅業者使用。它的使用方法為：首先將它在水裡浸泡20分鐘左右，取出將水分瀝乾，接著放入單柄鍋裡以文火緩慢加熱。溶化後加入水或果汁攪拌均勻，然後放置冷卻待其凝固。

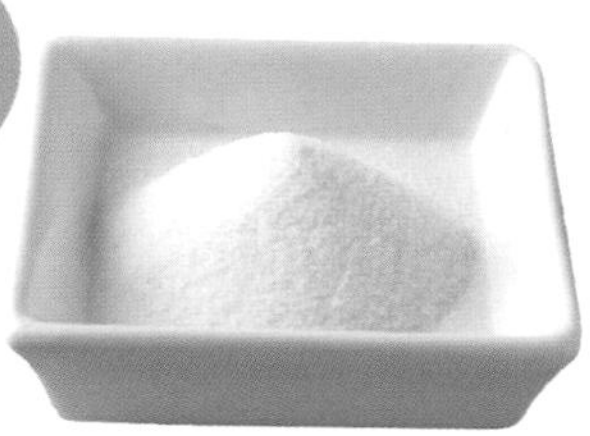

吉利丁粉

顆粒狀的吉利丁粉不需要經過浸泡的手續，處理起來相當方便。在吉利丁粉加入少量的熱水使其溶解，之後再放入冰水或果汁攪拌均勻，待其冷卻凝固便告完成。比較適當的用量比例為5g的吉利丁搭配250cc的水或果汁，但也可以在200cc～300cc的範圍內斟酌增減，自行調整其軟硬程度。

以吉利丁製作水果凍

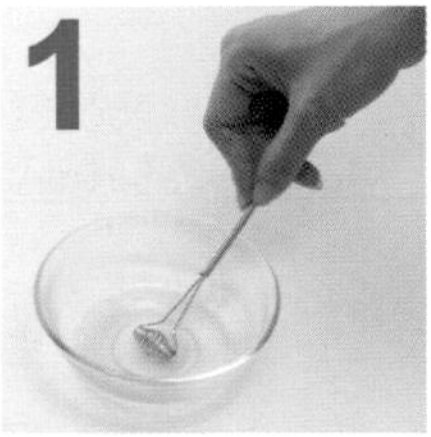

先溶解吉利丁

在5g的吉利丁粉裡加入30cc攝氏80度左右的熱水，攪拌使其充分溶解。

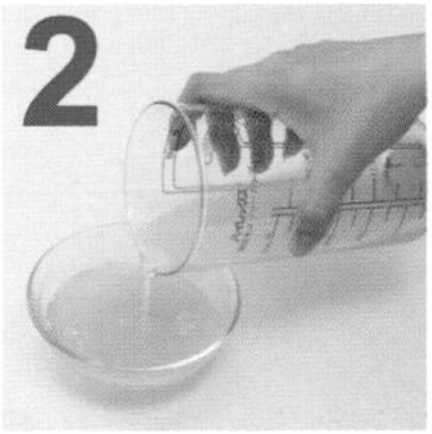

倒入果汁

接著倒入200cc的柳橙汁或蘋果汁，並視喜好加入適量的糖或蜂蜜。

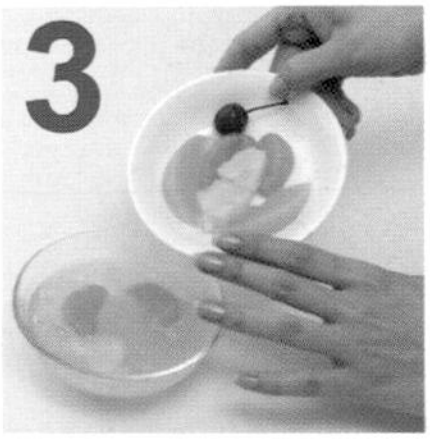

放入水果並冷卻凝固

視喜好放入30g左右的新鮮水果或罐頭水果，然後置於冰箱內約1小時待其冷卻凝固。

注意：膠質不耐酸性，倘若一起放入例如奇異果、鳳梨、木瓜等含有蛋白質分解酵素的水果，則有可能無法凝固。如果還是想要使用這些水果的時候，可以先加熱之後再倒入膠質溶液，或者使用罐頭水果來解決。

以寒天＆膠質打造完美體態

值得推薦的膠質甜點

牛奶布丁

牛奶布丁是最能實際品嚐出牛奶風味的一道甜品，雖然簡單卻天天吃也不會生厭。其實膠質與牛奶非常地相合，它可以幫助牛奶所含的營養成分更容易被身體所吸收。本身即為膠原蛋白的膠質，與富含各種維他命、鈣等礦物質及優良蛋白質的牛奶，堪稱為最佳的黃金組合。

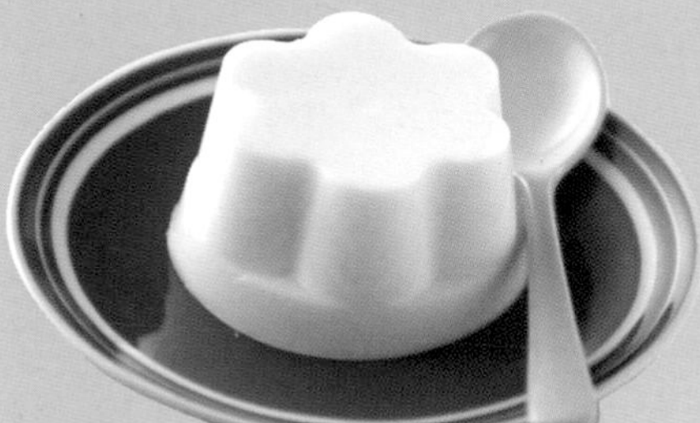

材料

吉利丁粉……3g
熱水……20cc
牛奶……150cc
低熱量甜味料……適量
（視個人喜好調整，亦可以蜂蜜等取代）

作法

❶ 在吉利丁粉裡注入熱水，攪拌至完全溶解。
❷ 倒入牛奶並充分調勻後，加入甜味料。
❸ 注入於模型之內，然後放入冰箱使其冷卻凝固。

這些時候吃最好！

- 早餐搭配寒天茶
- 下午茶或宵夜點心
- 作為晚餐後的點心

膠質好消化、好吸收

「消化吸收作用」乃是膠質與寒天二者在性質上的一項差異。寒天由於富含食物纖維，因此也會一併減緩一同吃進去的食物消化吸收速度，相反地，膠質則可以促進其他食物的消化吸收，減輕腸胃的負擔。

懂得利用它們各自的特色，便可以將寒天與膠質減肥法作更有效率的應用。我們可以在飯前先吃些寒天來增加飽足感，再於飯後選用膠質作為甜點，結合雙方的優點加以聰明運用。而維他命含量豐富的水果，則是膠質成分的最佳搭擋之一。

膠質、寒天二者之間並無孰優孰劣的問題，重點在於巧妙運用雙方的特性，才是通往減肥成功的康莊大道。

「感謝治癒」「終於瘦下來了」之聲不絕於耳！

寒天減肥法

使用者的親身見證

許多迫不及待親身試驗引起熱烈討論的寒天減肥法的朋友，陸續傳回喜悅的捷報。它沒有麻煩的處理步驟，也不必強忍飢餓的煎熬，因此成功率相當地高，可以瘦得健康、又兼具美容效果的寒天減肥法，簡直就是女性朋友們的救星！

飯前食用寒天讓我達成身材苗條與肌膚美麗之雙重效果

東京都／粉領族（28）
平山直美

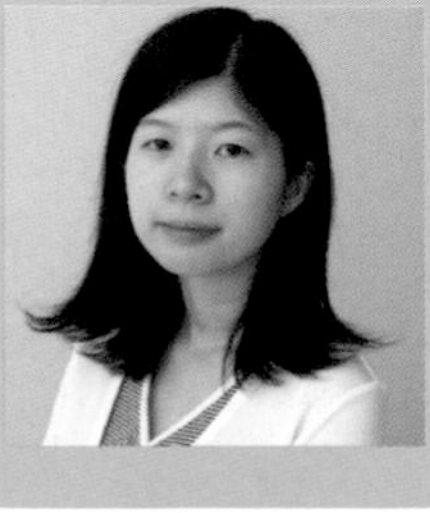

隨著年齡變化的體型令人焦慮

強烈升起想要減肥的意識，是這一、兩年的事。當我才十幾、二十歲出頭的時候，是屬於人人誇讚的纖瘦體型，然而隨著年齡逼近三十大關，體型卻逐漸產生變化。首先是大腿明顯變粗，而腹部也著實肥了一圈，手腕部分雖然沒什麼變化，下手臂卻囤積了若干脂肪，而且覺得臉部的線條似乎也有點圓潤起來，總而言之，就是逐漸步入所謂的「歐巴桑身材」，讓我對於這樣的現狀大感焦慮。我心想：「如此放任下去，情況恐怕會愈來愈糟」，於是認真思考起減肥的問題。

我開始勤跑藥妝店，翻閱雜誌吸收訊息，嘗試各式各樣的減肥方法，例如健康食品就試了好幾種，還有聽說可以快速瘦身的調整型內衣或運動也都一一試過，然而，吃健康食品根本感覺不出有什麼變化，而每天忙碌於工作，回家之後往往就想找藉口偷懶：「今天累得像狗一樣，運動還是改天再補好了…」，真的很難持之以恆。

飯前寒天改善了便秘

就在此時，我從朋友那裡得知「寒天減肥法的神奇效果」，於是便立即付諸行動。首先嘗試的是飯前寒天減肥法，它的方法很簡單，只要每天在晚餐之前先攝取若干的寒天，既不花費工夫、又不用忍受飢餓，所以我想這回自己應該可以堅持下去。

起初的一個禮拜，體重並沒有明顯的變化，不過身體卻獲得了一項重大的改善，那就是自從踏入社會工作以來，便一直困擾著我的便秘竟然得以不藥而癒。每天長時間坐在辦公室裡，學生時代最愛的籃球運動也早已與我無緣，以致於始終陷在嚴重的便秘困擾當中而無法擺脫，這回我是打著「就算瘦不下來，只要可以治好便秘的話，那麼就持續實施寒天減肥法也沒什麼不好」的算盤，在晚餐前先攝取寒天，再配合早餐時飲用寒天咖啡這樣的方式來進行。

青春痘消失了，三個月減輕三公斤

就這樣經過一段時間之後，我發現腰身開始變得苗條，此外，或許是託便秘治好之福吧？原本嚴重的青春痘減少了許多，而身體水腫的情形似乎也跟著煙消雲散。我想說很久沒有量體重了，不如就來量量看吧！於是站上體重計一量，短短三個月的時間竟然瘦下了三公斤。

我想這都是因為飯前的寒天降低了每天所攝取的卡路里，而便秘的改善也將體內廢物順利排除出去，所以才能夠得到體重減輕的成果。寒天減肥法為我找回從前苗條的身材及恢復美麗的肌膚，今後我仍將繼續實施下去。

平山小姐所推薦的寒天食譜

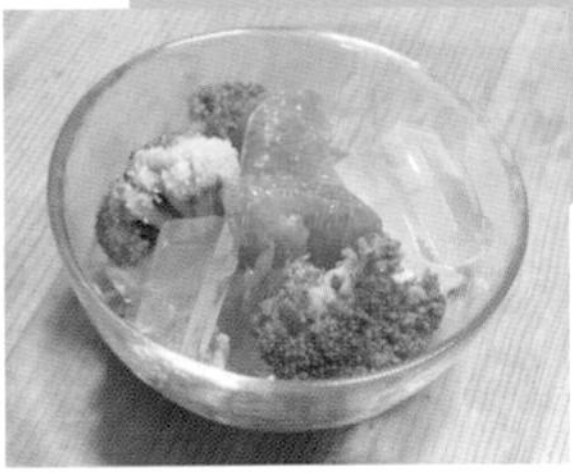

寒天瘦身沙拉

寒天凍……30g
青花椰菜……40g
葡萄柚……30g
無油調味醬汁……適量

❶ 青花椰菜切塊後以滾水汆燙，葡萄柚剝皮備用。
❷ 將寒天凍、青花椰菜、葡萄柚一起裝入碗裡。
❸ 淋上調味醬汁即可食用。

我的減肥筆記！

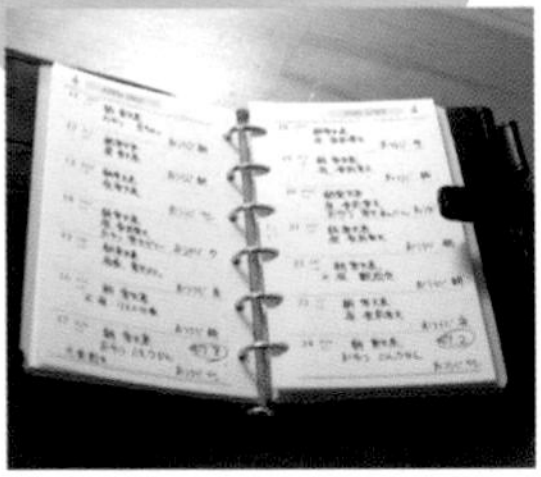

平山小姐為了記錄寒天減肥的過程，特別準備了一本專用的筆記簿，並將每天攝取多少寒天、排便的情形、體重等仔細記載在裡面。「經由詳細的記錄，就可以鉅細靡遺地掌握住自己的身體狀況與變瘦的速度，藉以調整寒天的食用分量」。

寒天改善我的飲食習慣，首度體驗到瘦下來的喜悅

埼玉縣／學生（23）濱田麻美

從小就為胖胖的身材所苦惱

自從我懂事以來，就一直是胖嘟嘟的體型，為什麼我會擁有這樣的體質呢？看到母親和妹妹一樣都是胖胖的身材，我想這或許就是基於遺傳的因素吧！但倘若真是這樣的話，那麼我豈不是這一生都不可能瘦下來了嗎……？每次一想到這裡就覺得很煩惱。

可是就在那一天，我和一位瘦瘦的朋友一起不經意地聊著早餐吃什麼的話題，「什麼！麻美你們家早餐會吃炸豬排飯？真令人不敢相信！」對方聽到我家早餐的內容感到十分地驚訝，而我也很自然地回問了她一句：「這樣吃很奇怪嗎？」因為在我們家，原本就習慣以前一天晚上的剩菜來當作早餐，所以有的時候會吃煎餃、有的時候則會吃炸雞塊或咖哩飯。

就在這次與朋友的談話當中，我才明白原來我家的飲食習慣是偏向「高脂肪、高熱量」那一型，所以搞不好我們之所以全家都胖，並不是因為遺傳的因素，而是和飲食習慣有關，因為正好在那之後，我在雜誌上看到了寒天減肥法的報導，心裡頭馬上就認定是這個原因。所幸寒天減肥法可以照常和家人一同用餐，並不需要另外準備不同的伙食，所以我想我應該可以持續做到才是。

寒天絲成為我的最愛

我開始遵照以下三點：一、每天早餐前一定要先攝取一些寒天；二、晚飯的時候，務必要在味噌湯裡添加寒天絲，同時拒吃油炸食物；三、當三餐以外肚子餓時，則以寒天茶來裹腹。由於每餐飯同樣都吃得飽飽的，所以也不覺得有什麼特別的壓力，不止如此，寒天絲還成為我的最愛，甚至每頓飯若不吃一點寒天絲就會感到不滿足，一段時間之後，發現自己三個月減輕了四公斤，讓母親和妹妹都吃了一驚。現在，我們全家都成為寒天減肥法的親身實踐者呢！

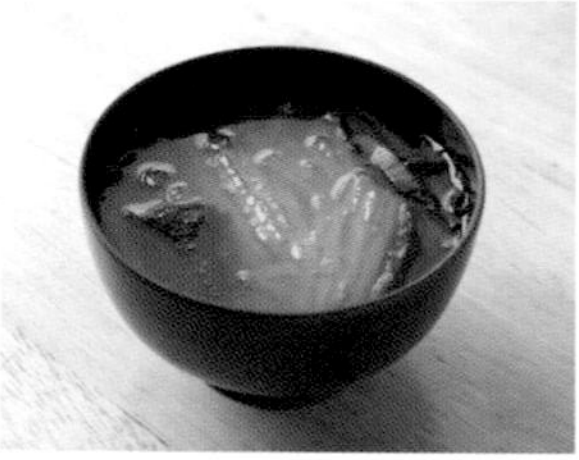

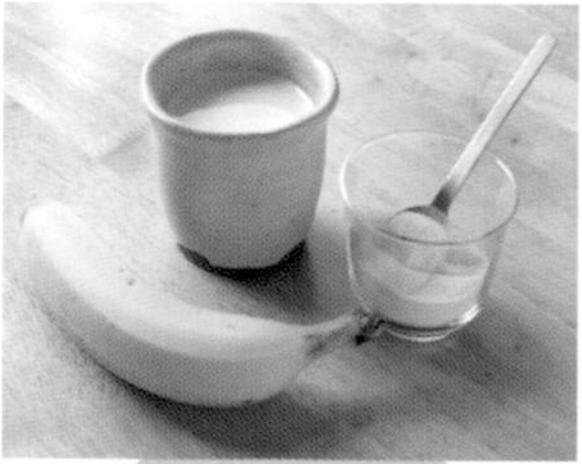

上／這道味噌湯，添加了麻美每天所不可或缺的大把寒天絲。單靠這一碗，便足以匹敵主菜的份量。
下／早餐則是飲用添加寒天粉的熱牛奶，再搭配一根香蕉。

盡情享用甜食，體重直落四公斤

大阪府／家庭主婦（44）結城聰子

戒不掉甜食的我

甜食是我的最愛，一看到蛋糕、布丁、巧克力就立即渾然忘我，儘管從很久以前就一直好想減肥，然而對於甜食的無法拒絕，使得任何減肥行動都達不到想要的效果。我曾經一度痛下決心要戒除甜食，但壓抑之下造成反彈的結果，反倒對甜點暴飲暴食，又回復到原來的狀態…如此周而復始，一再重覆。

就在那個時候，我聽到寒天減肥法，心裡就想：「我認真去做的話，這一回說不定真的可以瘦得下來！」。既然減肥當中不用放棄我最愛的甜食，那麼或許有機會可以持續做下去，於是我把最後的希望寄託在這次的辦法上。

我所採取的做法非常簡單，就是將平日所吃的甜點，全部改換成以代糖來製作的寒天甜點。

卸下心頭的大石

我做了各式各樣的咖啡凍、水果凍、牛奶凍等，好好地大快朵頤一番。起初我還擔心「寒天做成的甜點固然美味，但不曉得沒有蛋糕、泡芙的日子可以撐得了幾天」，結果實際的情形卻正好相反。

之前每次吃甜食的時候，心裡總是帶著罪惡感「這片餅乾吃下去又不知道要胖多少」，可是偏偏卻又戒不了，於是經常都是一邊在心裡發誓「吃完這片就不要再吃了」，而又在不知不覺間吃下了一整包。

現在改吃寒天做成的甜點，可以放鬆心情品嚐，得以卸下壓在心頭上的那塊大石。大約二週以後我開始變瘦，經過了三個月，已減輕了四公斤的體重，而且現在我也沒有像以前那樣離不開甜食，飲食習慣的均衡得到了改善，身體也變得更健康了。

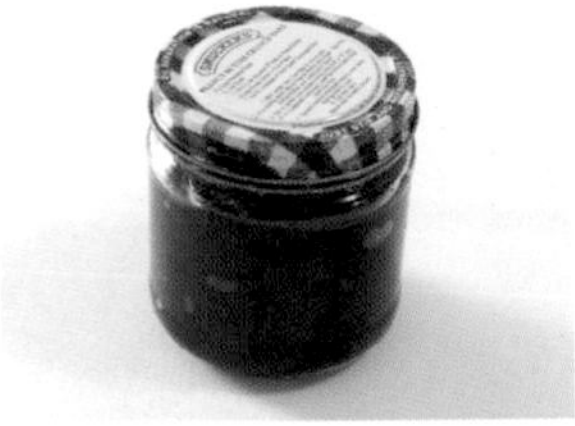

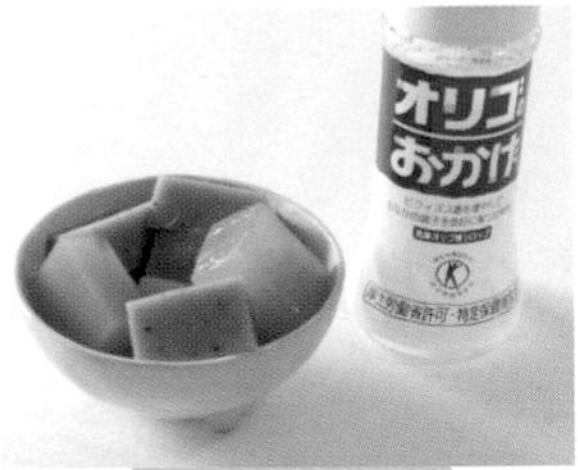

上／以低糖果醬所做成的寒天軟凍，淋在普通的寒天凍或水果上，當作低熱量的點心來吃。
下／將胡蘿蔔或小白菜泥以寒天凝固做成的蔬菜凍，淋上寡糖來食用，是結城女士的最愛。這道菜富含維生素，對健康十分有益！

寒天鮮果汁配合走路運動，健康減肥打造苗條體態

北海道／秘書（35）大月琉子

不愛運動的我選擇寒天減肥法

減肥的第一項要務就是節制飲食與運動。坦白說，這二項我都做不到，所以一直都在想，究竟有沒有一種減肥法，讓人可以盡情地吃喜歡的東西，而且不用運動就可以瘦下來。

就在不久之前，公司裡有位同事在很短的時間內明顯瘦下來，而且還變得更加漂亮，成為辦公室裡大家熱烈討論的話題，在大家的追問之下，得到的回答是：「我是利用寒天減肥法瘦下來的唷！連我自己也嚇了一跳！」。「既然如此，我應該也可以適用」於是當天下班回家的路上，我就順便買了寒天回去，而且從第二天開始，我每天早起三十分鐘，以早餐的寒天果汁和散步運動當成每天的功課。

走路運動後，寒天鮮果汁格外好喝

起初的心情是「只是走路而已，應該還不成問題」與「走路運動也很麻煩，或許會半途而廢」二者各半。於是一開始，我先從單程十分鐘，即來回二十分鐘的短程步行入手，而步行回來之後，則飲用一杯寒天鮮果汁。在稍微流汗之後，寒天果汁喝起來感覺格外美味。

在最初的四、五天裡，完全感覺不出走路健行的魅力，每天都想著「明天開始就放棄算了」，但我每次都告訴自己「再多撐一天」，這樣熬過一星期後，開始逐漸轉為積極的心情，等到習慣之後，走路運動完的心情與身體狀況反而比不走路還好得多，最後終於再也不會把運動視為一項苦差事，現在等電梯對我來說感覺比走路還麻煩，所以幾乎都以爬樓梯的方式上下樓。

如今我體重減輕了二公斤，體態上更加地緊實健美，便秘也有了改善，尤其腰圍也瘦了一圈，今後我仍將持續進行這一套健康的減肥計劃。

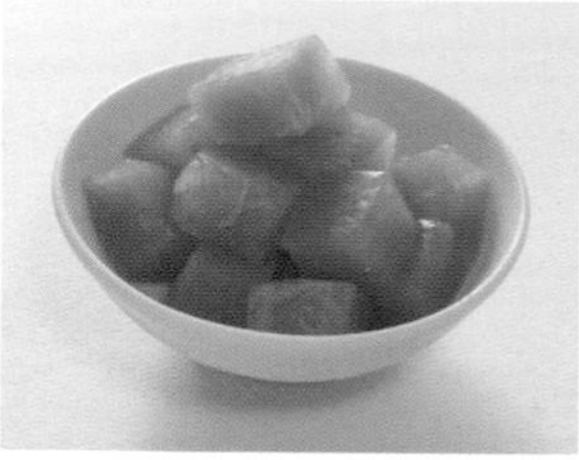

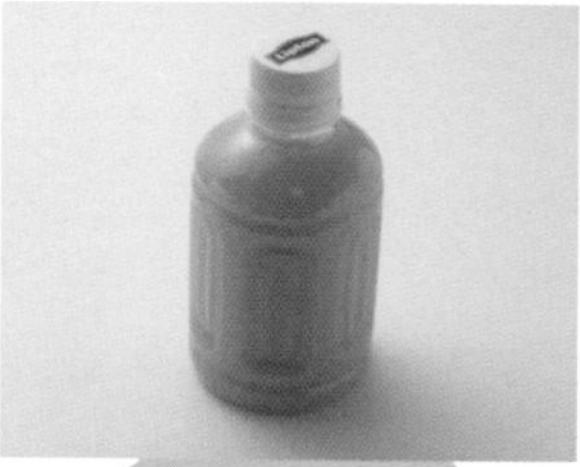

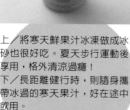

上／將寒天鮮果汁冰凍做成冰砂也很好吃。夏天步行運動後享用，格外清涼過癮！
下／長距離健行時，則隨身攜帶冰過的寒天果汁，好在途中飲用。

第3章

美味健康的寒天食譜

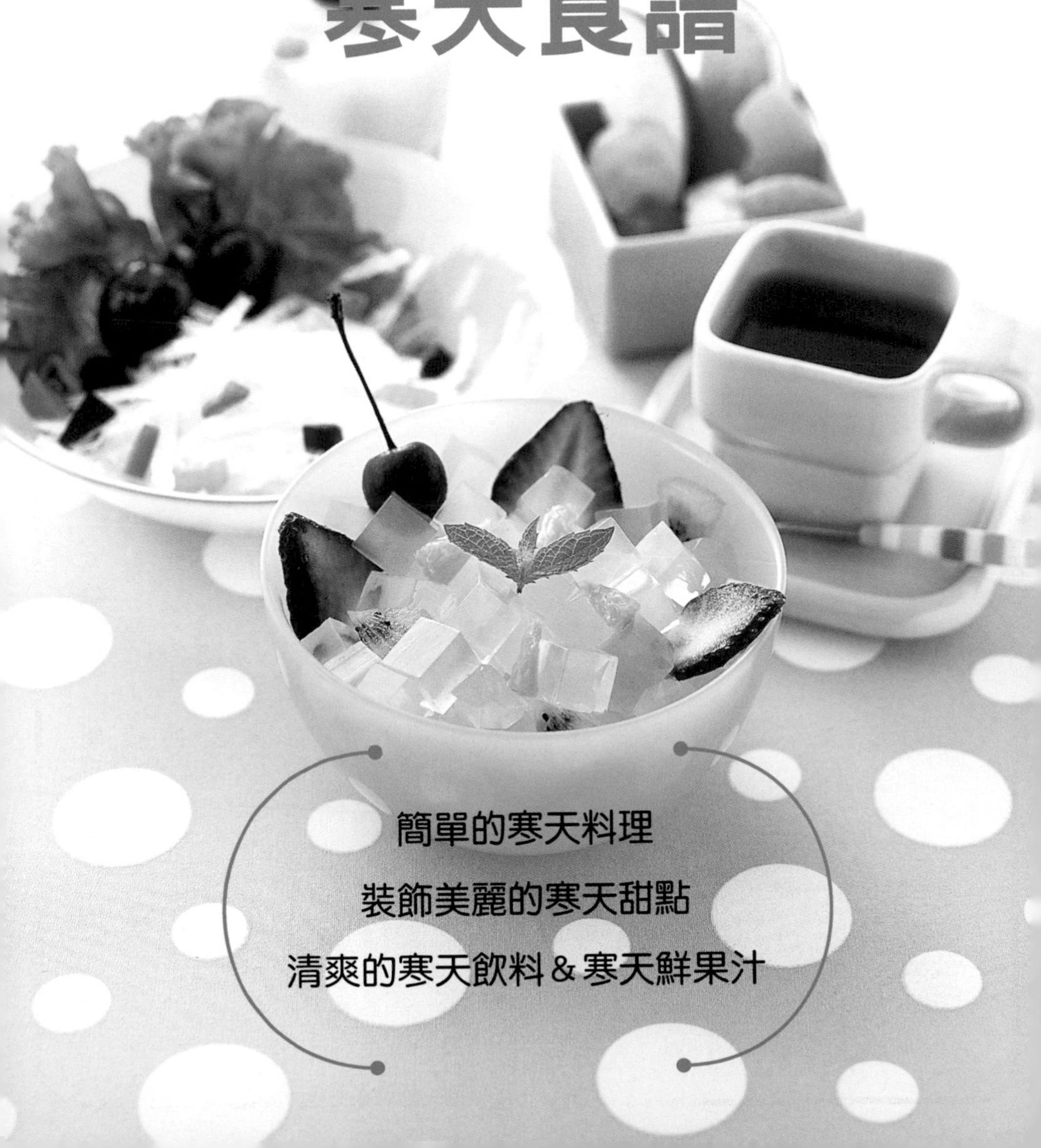

簡單的寒天料理

裝飾美麗的寒天甜點

清爽的寒天飲料 & 寒天鮮果汁

簡單食譜

美味！簡單！

簡單的寒天料理

寒天由於口味清淡，因此無論日式、西式、中式、異國風…各式料理中都可以入菜，而且完全沒有不合的感覺。現在就來簡簡單單作道寒天料理，吃出健康與美麗吧！

材料（2人份）
〔凍菜部分〕
甜蝦（去殼）……50g
酪梨……1個
水……150cc
高湯塊……2g
鹽……少許
寒天粉……2g
〔醬汁部分〕
蕃茄……1個
牛奶……50cc
小辣椒……1/2支
鹽、胡椒粉……適量

口感滑順的酪梨與蕃茄口味的醬汁最速配

酪梨蝦凍菜

❶ 去殼的甜蝦先以鹽水汆燙備用（此處的鹽分不計入材料內）
❷ 將高湯塊與寒天粉放入水裡煮滾1～2分鐘。
❸ 接著放入切成小塊的酪梨，並加鹽調味後，一起倒入攪拌器（果汁機）裡打碎。
❹ 打成泥狀後倒入模型裡，再放入冰箱冷卻凝固。
❺ 接下來製作醬汁。將整顆蕃茄以攪拌器打成泥狀。
❻ 倒入小鍋裡加熱，煮沸後加入辣椒、鹽、胡椒粉。
❼ 先熄火，再倒入牛奶，慢慢攪拌均勻。
❽ 酪梨寒天凍凝結成型後盛入器皿，淋上醬汁，便大功告成。

1人份217kcal

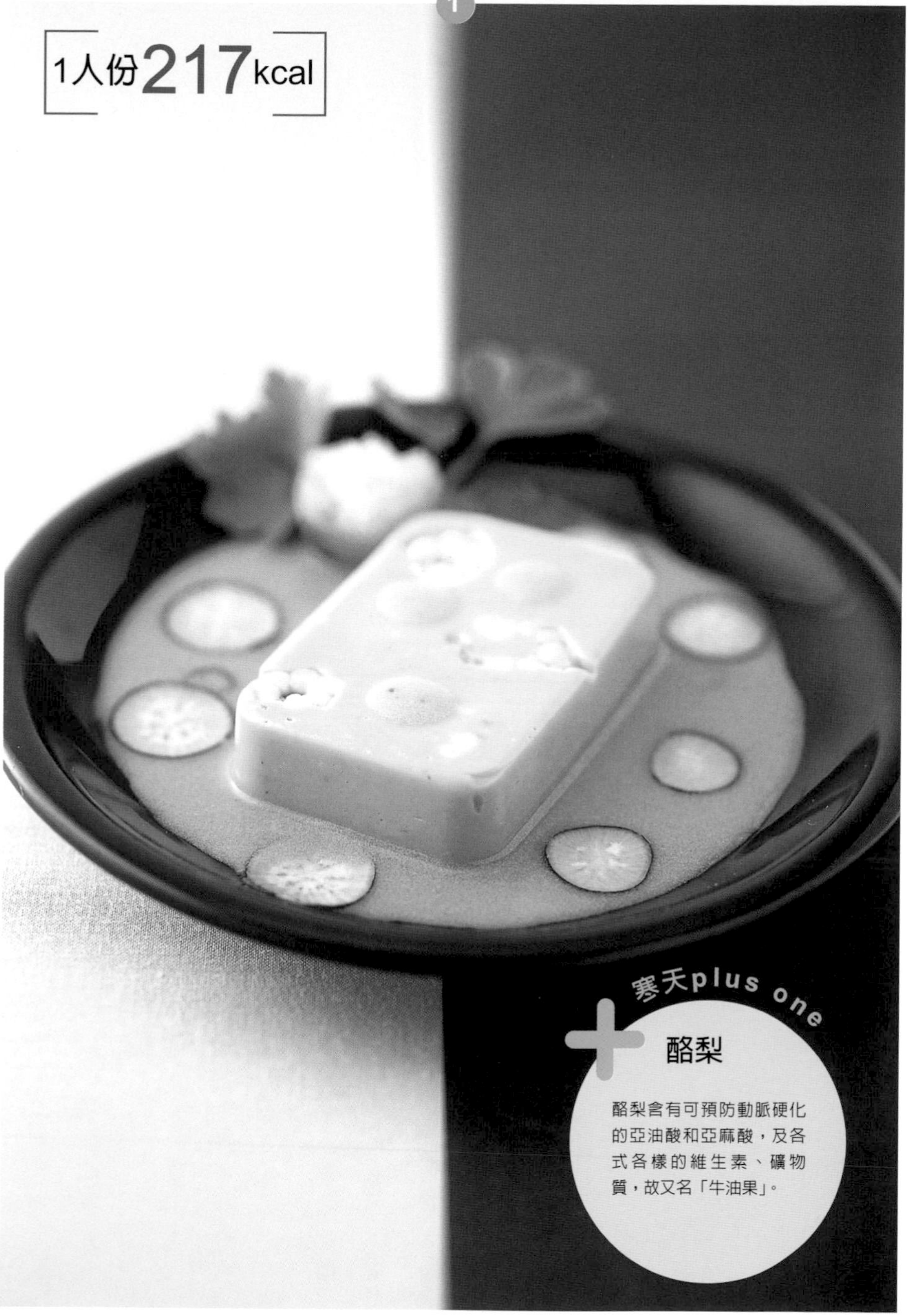

寒天plus one

酪梨

酪梨含有可預防動脈硬化的亞油酸和亞麻酸，及各式各樣的維生素、礦物質，故又名「牛油果」。

1人份228kcal

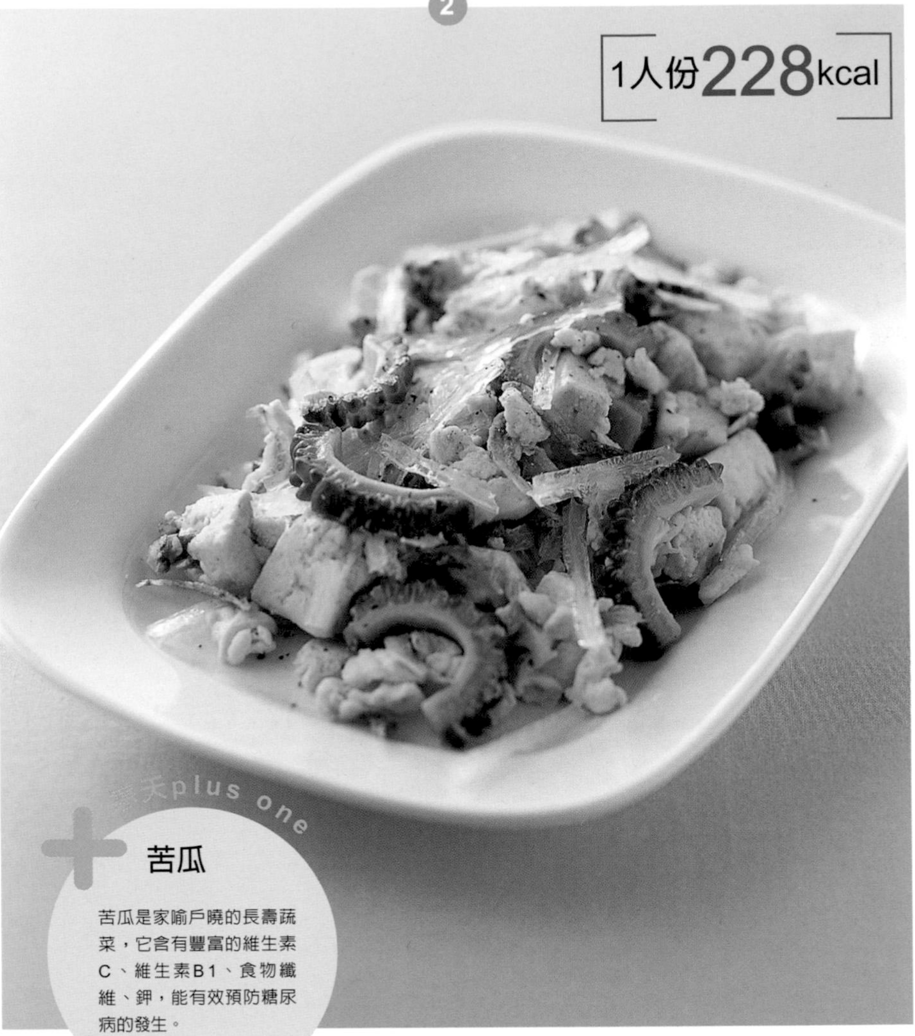

每天plus one

苦瓜

苦瓜是家喻戶曉的長壽蔬菜，它含有豐富的維生素C、維生素B1、食物纖維、鉀，能有效預防糖尿病的發生。

櫻花蝦的濃郁滋味教人印象深刻

櫻花蝦炒苦瓜

材料（2人份）
苦瓜……150g
豆腐……150g
櫻花蝦乾……5g
寒天絲……5g
雞蛋……1個
麻油……1大匙

❶ 苦瓜對半切開、去籽、再切片，然後汆燙備用。豆腐先瀝乾水分，寒天絲則切成5cm長度後泡水還原。

❷ 麻油放入炒菜鍋裡預熱，跟著將苦瓜、豆腐、櫻花蝦下鍋翻炒。

❸ 翻炒至略熟時，把蛋放入一同拌炒。

❹ 炒熟後關火，再把寒天絲放入拌勻。

材料（2人份）
豬肉……100g
生菜……50g
青紫蘇……1片
綠豆芽……50g
蘿蔔泥……2大匙
〔梅子寒天醬〕
高湯……200cc
梅子醬……2小匙
薄鹽醬油……2小匙
日式甜料酒……1小匙
寒天粉……1g

口感清爽的梅子寒天醬能有效促進食慾

梅子寒天醬涼拌涮肉片

❶ 首先製作梅子寒天醬。將寒天粉放入高湯裡攪勻，煮滾1～2分鐘。
❷ 稍微放涼後，加入梅子、薄鹽醬油、日式甜料酒攪拌均勻，放入冰箱冷卻凝固。
❸ 接著製作涮肉片的部分。先將生菜舖好在盤子裡，再擺放一層燙熟的豆芽菜。
❹ 豬肉在即將水滾前放入汆燙涮熟，然後盛入舖好生菜與豆芽菜的盤子裡。
❺ 最後再放上切碎的青紫蘇、蘿蔔泥、淋上先前做好的梅子寒天醬，即可上桌。

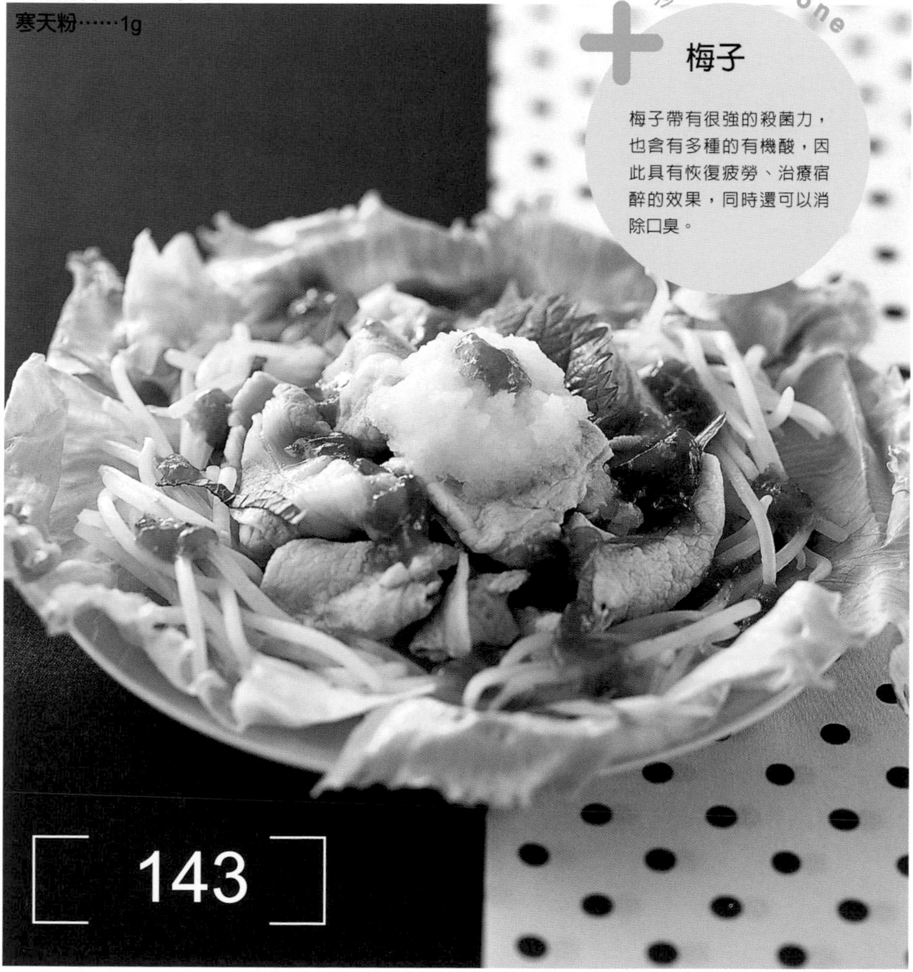

寒天plus one
梅子

梅子帶有很強的殺菌力，也含有多種的有機酸，因此具有恢復疲勞、治療宿醉的效果，同時還可以消除口臭。

1人份435kcal

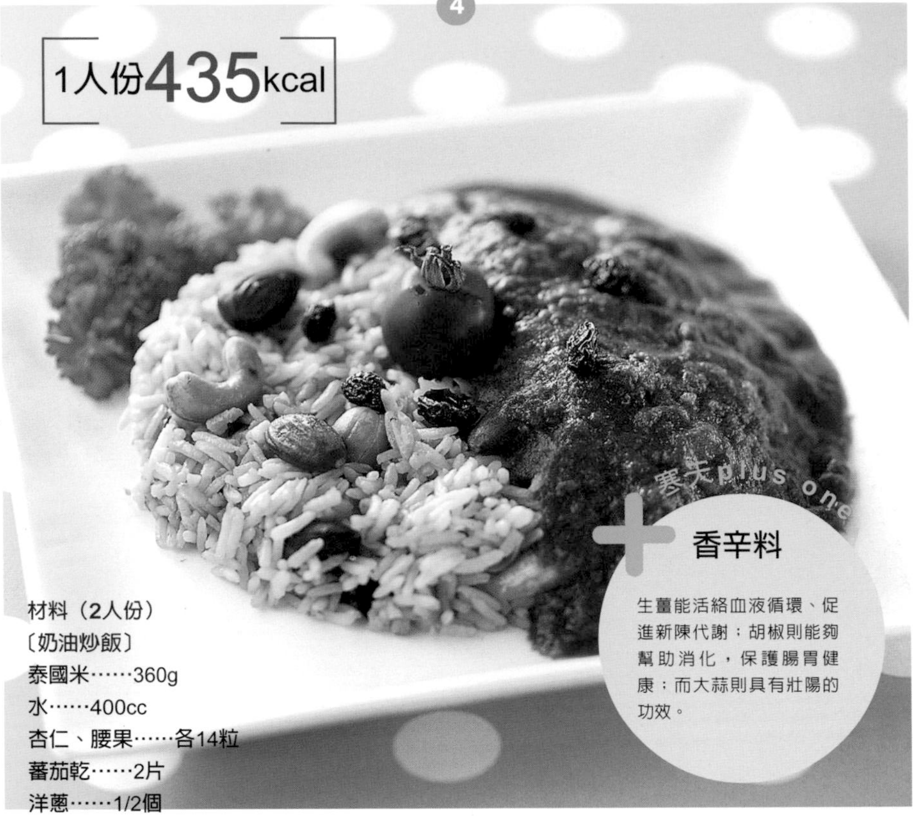

寒天plus one
香辛料

生薑能活絡血液循環、促進新陳代謝；胡椒則能夠幫助消化，保護腸胃健康；而大蒜則具有壯陽的功效。

材料（2人份）

〔奶油炒飯〕

泰國米……360g
水……400cc
杏仁、腰果……各14粒
蕃茄乾……2片
洋蔥……1/2個
番紅花……1小撮
沙拉油……1大匙
寒天粉……2g

〔咖哩〕

新鮮蕃茄……1個
水……100cc
蒜……1片
薑……1片
薑黃……2小匙
小茴香……4小匙
香菜……4小匙
辣椒粉……1/2小匙
黑胡椒……少許
鹽……1小匙
沙拉油……2大匙
寒天粉……1g

以寒天來緩和辛辣的咖哩

寒天咖哩＆堅果炒飯

❶ 先製作堅果炒飯。番紅花放入水裡，蕃茄乾以溫水泡發備用（此熱水未計入材料內）。

❷ 油放入平底鍋預熱後，將洋蔥、蕃茄瀝乾水分、杏仁、腰果陸續下鍋輕炒，然後倒入泰國米加以翻炒。

❸ 將步驟❶的水倒入炒米中，放入電鍋蒸熟。

❹ 製作咖哩醬。沙拉油先在平底鍋裡預熱，再將胡蘿蔔泥、薑、薑黃、小茴香、香菜、辣椒粉下鍋翻炒。

❺ 接著在鍋裡放入新鮮蕃茄翻炒搗碎，燒開後加入鹽、寒天粉繼續熬煮10分鐘。

❻ 將堅果飯盛入盤裡，淋上熬煮好的咖哩醬，便告完成。

※咖哩醬因為添加了寒天素材，放涼後會凝結成固體，但加熱即可恢復原狀。

材料（2人份）
〔漢堡排〕
羊肉……100g
洋蔥……30g
寒天棒……1/2條
迷迭香、薄荷、羅勒、肉豆蔻……各少許
沙拉油……1/2大匙
鹽、胡椒粉……適量
〔醬汁〕
蘋果……1/2個
紅酒……100cc
醬油……2大匙
鹽、胡椒粉……適量
〔配菜〕
小蕃茄……6個
胡蘿蔔……50g
青花椰……50g

以香草味來增進食慾

羊肉漢堡排

❶ 將羊肉絞碎成為絞肉，洋蔥切碎備用。
❷ 寒天棒泡水還原，再瀝乾水分備用。
❸ 將羊絞肉、寒天棒、迷迭香、薄荷、羅勒、肉豆蔻、鹽、胡椒粉放入大碗裡攪拌均勻，然後用手將空氣拍打出來作成橢圓形肉餅。
❹ 沙拉油倒入煎鍋預熱後，將絞肉排放入鍋裡煎熟。
❺ 接著製作醬汁。直接利用煎完肉排的鍋子來製作，將蘋果磨成泥，與紅酒、醬油一同放入鍋裡燒開，然後加入鹽、胡椒粉來調味。
❻ 羊肉漢堡排裝盤後，淋上剛才製作好的醬汁，再於盤邊擺放上汆燙過的胡蘿蔔、青花椰菜、以及烤過的小蕃茄搭配裝飾。

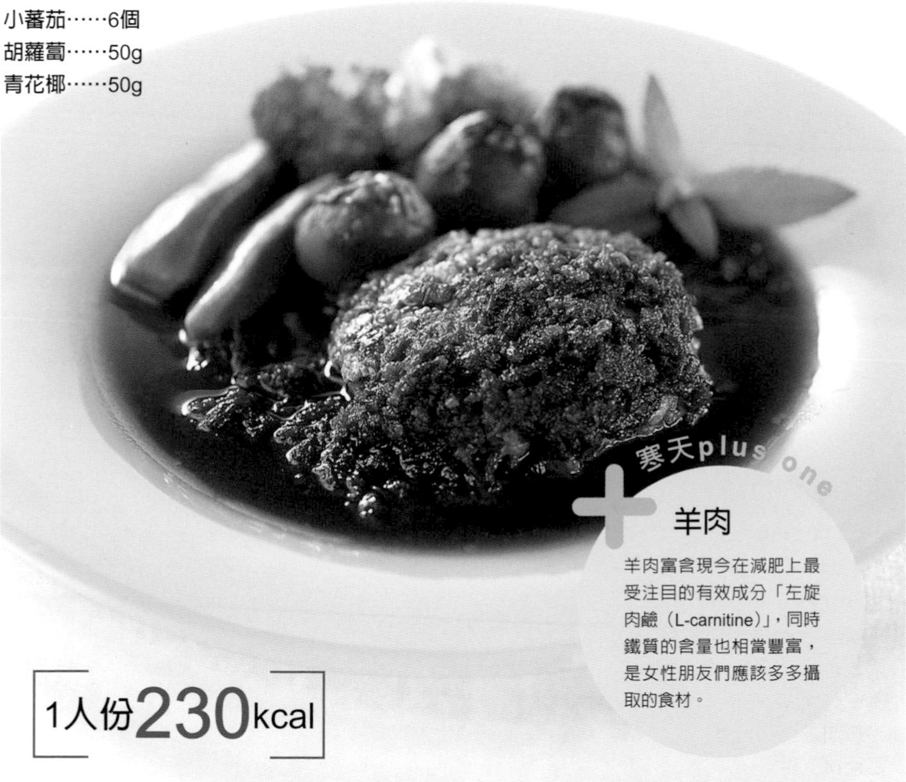

1人份230kcal

寒天plus one

羊肉

羊肉富含現今在減肥上最受注目的有效成分「左旋肉鹼（L-carnitine）」，同時鐵質的含量也相當豐富，是女性朋友們應該多多攝取的食材。

1人份243kcal

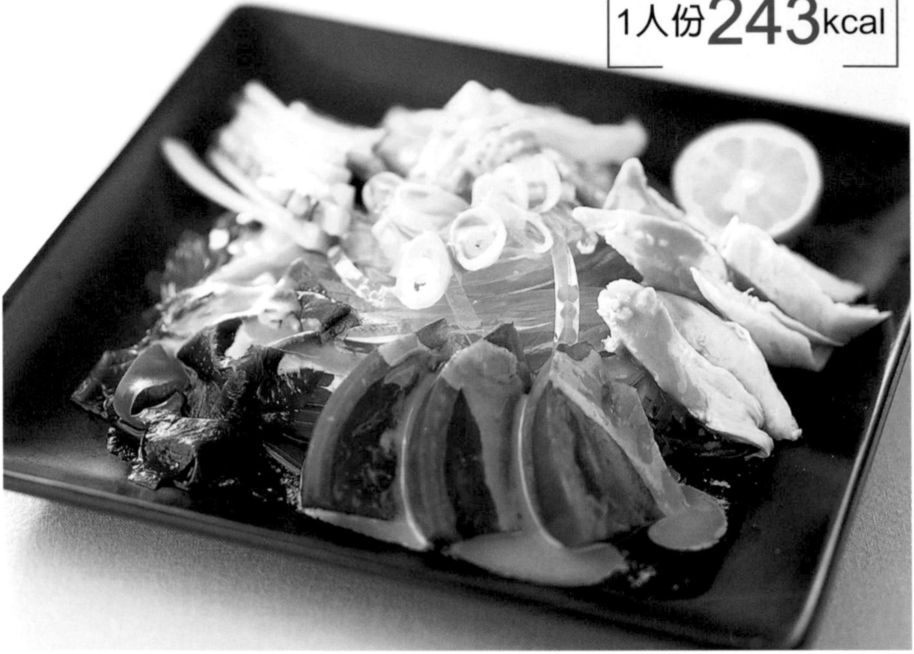

麵條本身無熱量，最適合減肥者享用！

中式寒天涼麵

材料（2人份）
〔寒天麵〕
水……300cc
寒天粉……3g
〔配料〕
小黃瓜……20g
雞蛋……1/2個
蕃茄……1/4個
海帶芽……3g
雞胸肉……30g
小金桔……1/2個
沙拉油……1大匙
酒……少許
鹽……少許
〔芝麻醬〕
芝麻泥……2大匙
醬油……2大匙
日式甜料酒……2大匙
高湯……2大匙

❶ 先製作寒天麵。在鍋裡放入100cc的水，倒入寒天粉後加熱並煮滾1～2分鐘，然後倒入不銹鋼平盤裡冷卻凝固。
❷ 寒天凝固後以過篩方式作成麵條狀。
❸ 接著製作配料。雞胸肉撒上酒和鹽後，放入微波爐（500W）加熱1～2分鐘。油鍋預熱後，倒入蛋汁煎成蛋皮，再切成蛋絲。
❹ 小黃瓜切絲，蕃茄依圖片方式切片。
❺ 製作芝麻醬。將芝麻泥、醬油、料酒、高湯一起攪拌均勻。
❻ 將寒天麵盛入器皿，再將準備好的配料一一排放整齊，最後再淋上芝麻醬。

寒天plus one

芝麻

芝麻除了可以降低膽固醇，具有預防動脈硬化之功能外，還含有可消除活性氧的成分「芝麻素」，可讓人常保青春。

材料（2人份）
南瓜濃湯（市售現成品）……300cc
蘑菇……4個
培根……30g
寒天棒……1/2條
奶油……10g
西洋芹……少許

將寒天棒作成豆腐皮的口感

寒天棒南瓜濃湯

❶ 寒天棒泡水還原備用。
❷ 取單柄鍋將奶油煮溶後，放入培根與蘑菇，以大火快炒。
❸ 炒好後倒入南瓜濃湯然後燒開。
❹ 南瓜湯煮好後盛入碗裡，將泡好水的寒天切塊後放入，再撒上切碎的西洋芹增色提味。

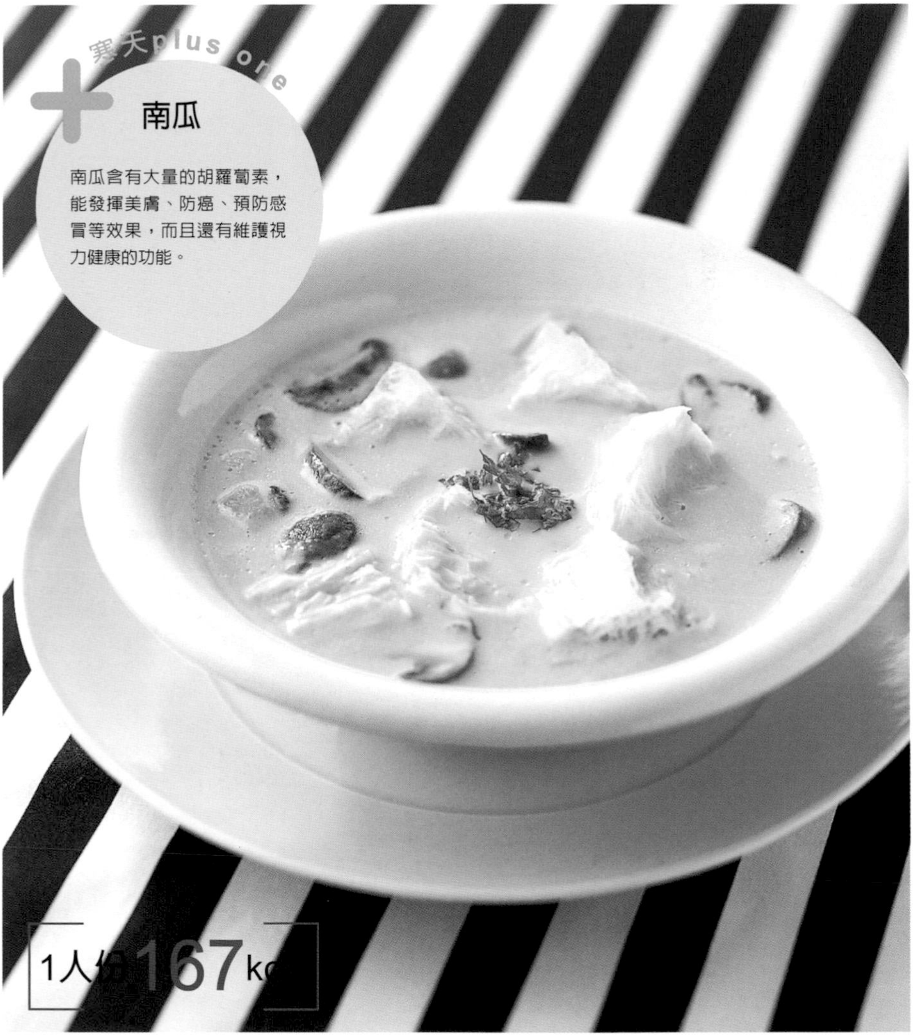

寒天plus one

南瓜

南瓜含有大量的胡蘿蔔素，能發揮美膚、防癌、預防感冒等效果，而且還有維護視力健康的功能。

1人份167kcal

寒天plus one

比目魚

比目魚除了含有優良的蛋白質外，它的膠原蛋白含量，在魚類當中也是名列前茅，具有美化肌膚、頭髮、指甲的功效。

1人份280kcal

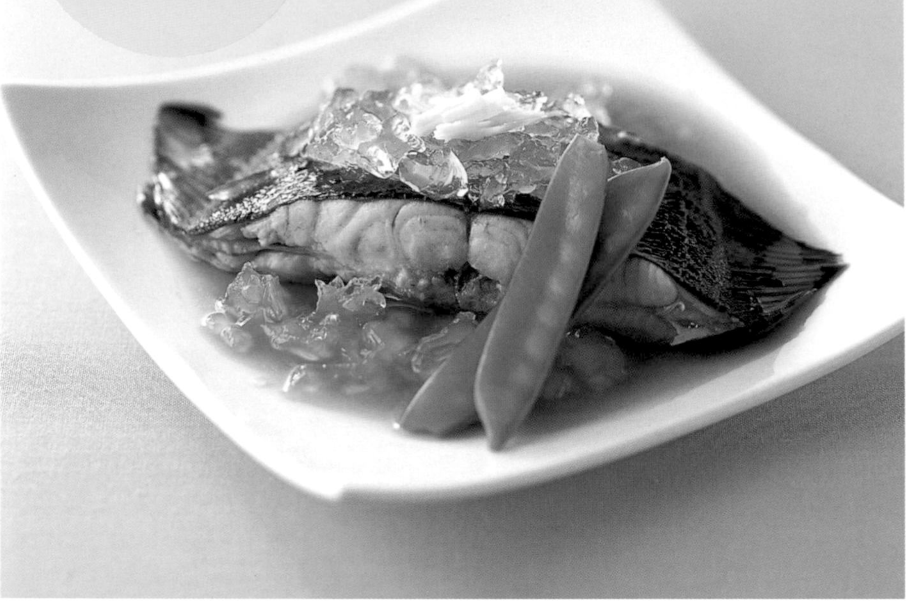

優質的柚香帶出日式料理的高尚滋味

柚香比目魚

材料（1人份）
〔比目魚部分〕
切片比目魚……1片
高湯……400cc
醬油……60cc
日式甜料酒……60cc
豌豆……4片
薑……1片
〔柚子醬〕
鮮榨柚子汁……2大匙
寒天粉……1g

❶ 製作柚子醬。在鍋裡放水與寒天粉加熱沸騰1～2分鐘，稍微放涼一下再倒入柚子汁調勻，然後倒入模型盤冷卻凝固。
❷ 製作主菜比目魚。將比目魚放入滾水裡迅速汆燙後撈出，置於瀝網上瀝去水分。
❸ 然後將比目魚、高湯、醬油、料酒一起放入鍋裡，蓋上鍋蓋以大火燜煮。
❹ 當鍋裡的水分減少至原有的1/3左右時，將火轉小，然後一邊將煮汁淋在比目魚身上繼續熬煮1～2分鐘。
❺ 煮好後將魚裝盤，放上燙熟的豌豆與薑絲，最後再淋上最先製作的柚子醬。

材料（2人份）
〔鮪魚粥〕
糙米……180g
水A……200cc
水B……300cc
鮪魚……70g
寒天絲……3g
胡蘿蔔……50g
蘿蔔……50g
日本蕪菁……適量
蔥……少許
鹽……適量
〔沾醬〕
高湯……100cc
醬油……1大匙
日式甜料酒……1大匙
山葵……少許

高湯的山葵滋味與寒天最速配

醃鮪魚寒天絲粥

❶ 將糙米與A份量的水放入電鍋炊煮。
❷ 製作沾醬。將高湯、醬油、甜料酒、山葵充分調勻。
❸ 鮪魚視喜好大小切塊後，與寒天絲一同放入沾醬中，浸漬約20分鐘使其入味。
❹ 以B份量的水將胡蘿蔔、蘿蔔充分煮軟。
❺ 接著把電鍋煮好的糙米飯放入作法❹的鍋裡，加鹽調味後再一起稍煮片刻。
❻ 將稀飯盛入碗裡，擺上醃漬好的鮪魚和寒天絲，再撒上切好的日本蕪菁與蔥花作為裝飾。

寒天plus one

鮪魚

鮪魚所含有之甲硫氨酸、胱氨酸等的氨基酸能夠提升肝臟機能，而EPA、牛磺酸則具有降低膽固醇的功能。

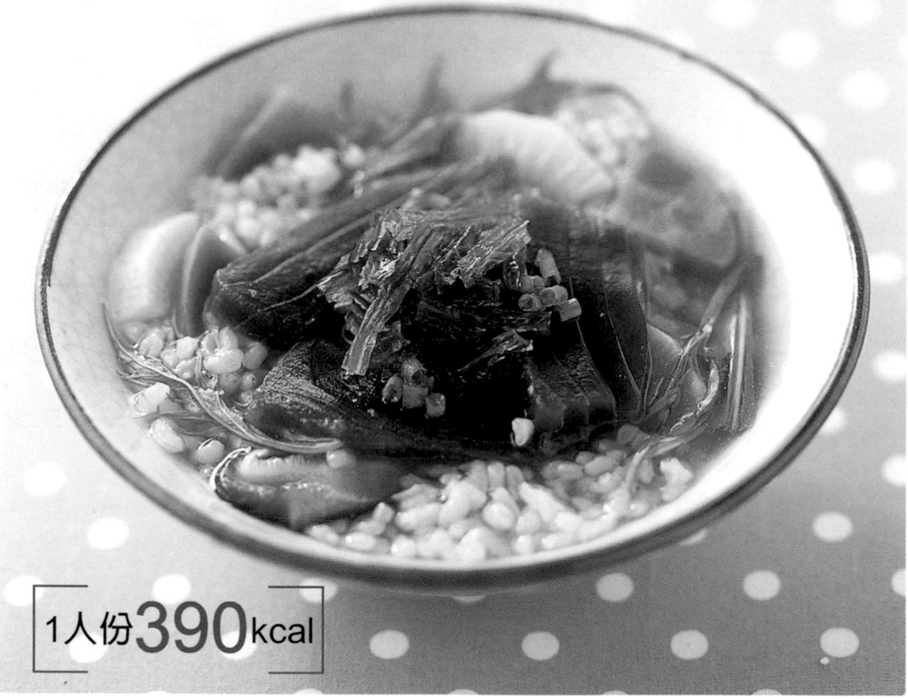

1人份390kcal

鯛魚

鯛魚富含可活化腦神經的煙酸、可預防動脈硬化的牛磺酸、以及可消除水腫的鉀。

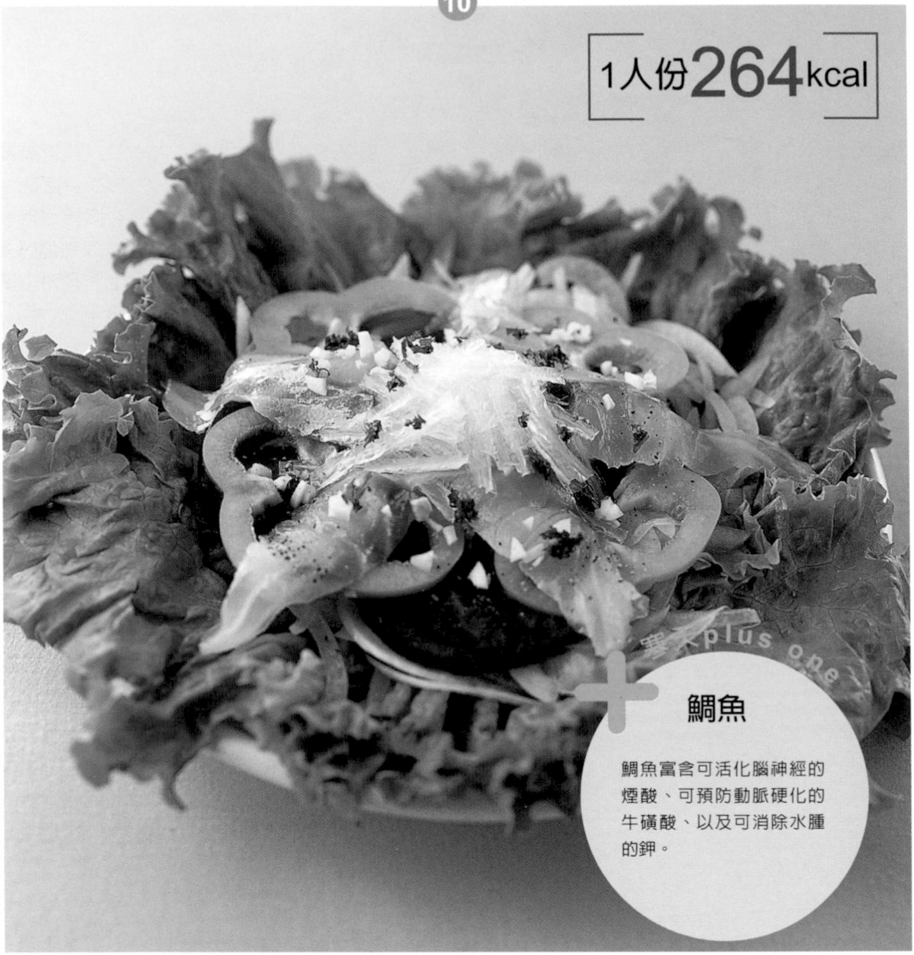

材料（2人份）
鯛魚（生魚片）……50g
寒天絲……5g
蕃茄……50g
黃色甜椒……50g
洋蔥……40g
蒜……1片
橄欖油……4大匙
米醋……3大匙
西洋芹……適量
鹽、胡椒粉……適量

義式口味品嚐寒天絲
義式鯛魚片寒天絲開胃菜

❶ 蕃茄、甜椒切成環片，洋蔥切片後泡一下水去除嗆味。

❷ 寒天絲切成5cm長，然後泡水還原。

❸ 將生菜舖襯於盤內，再依序將瀝乾水分的洋蔥、蕃茄、甜椒排放上去。

❹ 接著擺上切片的鯛魚，然後再舖上寒天絲。

❺ 撒上鹽、胡椒粉、蒜末與西洋芹。

❻ 然後依序淋上橄欖油、米醋。

材料（2人份）
〔蔬菜清湯寒天凍〕
青花椰菜……30g
胡蘿蔔……60g
茄子……40g
水……400cc
高湯塊……1個
寒天粉……2g
香草嫩葉……適量
〔醬汁〕
洋蔥……50g
橄欖油……2大匙
醬油……1大匙
醋……1小匙
鹽、胡椒粉……適量

和風醬汁法式前菜

蔬菜清湯寒天凍

❶ 青花椰菜、胡蘿蔔、茄子預先汆燙備用。
❷ 在鍋裡放入高湯塊熬成的清湯、寒天粉加熱並煮沸1～2分鐘。
❸ 在模具內放入先前汆燙好的蔬菜，再倒入煮好的寒天清湯液，然後放入冰箱冷卻凝固。
❹ 製作調味醬汁。洋蔥磨成泥，加入橄欖油、醬油、鹽、胡椒粉一起攪拌均勻。
❺ 寒天凍凝固後，放在鋪好香草嫩葉的盤子上，再淋上調味醬汁即可上桌。

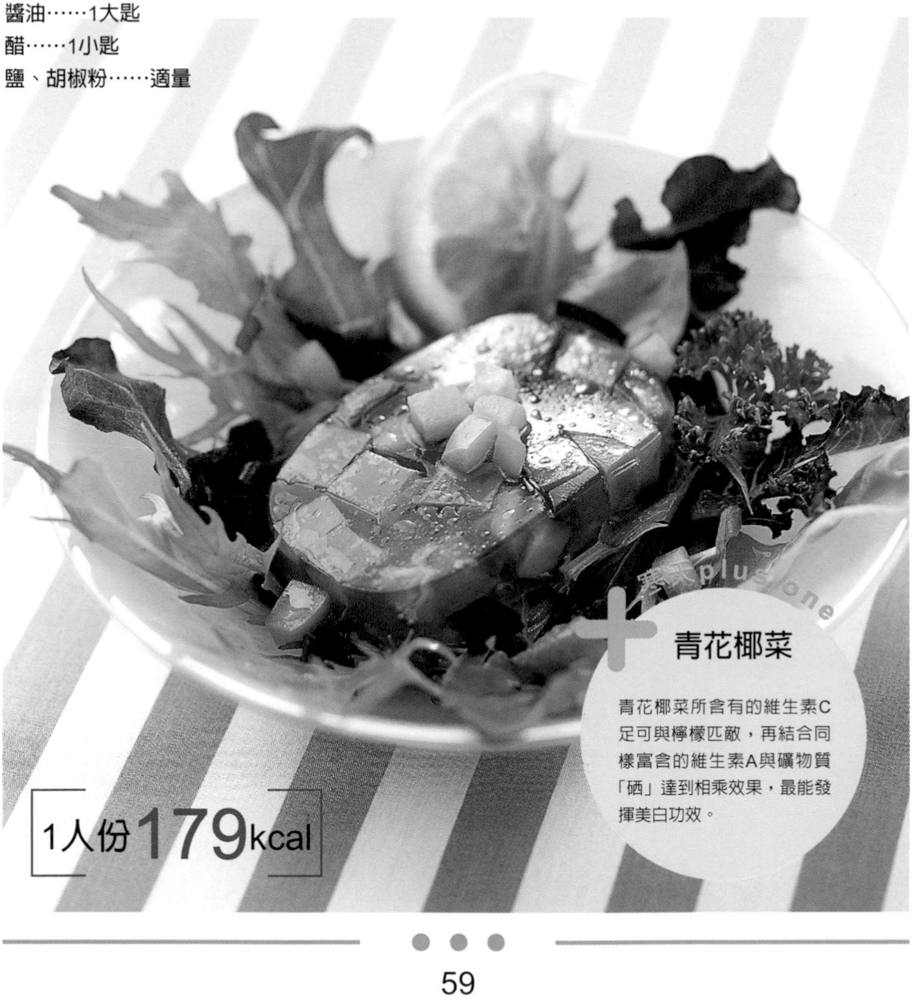

寒天plus one

青花椰菜

青花椰菜所含有的維生素C足可與檸檬匹敵，再結合同樣富含的維生素A與礦物質「硒」達到相乘效果，最能發揮美白功效。

1人份179kcal

1人份264kcal

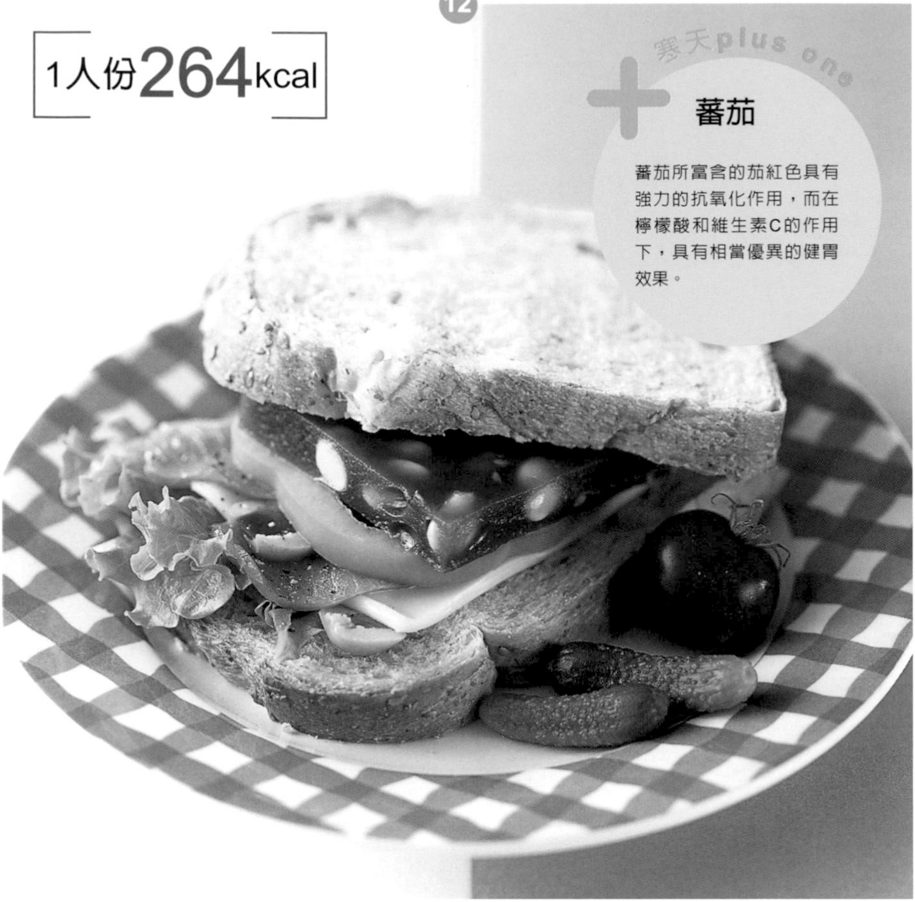

寒天plus one

蕃茄

蕃茄所富含的茄紅色具有強力的抗氧化作用，而在檸檬酸和維生素C的作用下，具有相當優異的健胃效果。

材料（1人份）
〔毛豆蕃茄凍〕
蕃茄……1個
毛豆……15g
鹽……適量
寒天粉……1g
〔其他配料〕
生菜……1片
起司片……1片
煙燻鮭魚……40g
橄欖……1個
全麥吐司……1片

營養最均衡的組合

毛豆蕃茄凍與煙燻鮭魚三明治

❶ 製作蕃茄凍。毛豆莢煮熟後取出毛豆，與蕃茄一同以攪拌器打成泥狀備用。
❷ 將蕃茄泥、寒天粉、鹽入鍋中加熱並煮沸1～2分鐘。
❸ 將毛豆與煮好的寒天液倒入模具內，放入冰箱冷卻使其凝固。
❹ 凝結成型後，切成適度大小，然後和生菜、起司片、煙燻鮭魚、以及切片後的橄欖等一同夾入吐司。

材料（1人份）
牛奶……200cc
寒天粉……1g
玉米片……20g
水果乾……20g
南瓜子……5g
新鮮水果（隨喜好）……適量

寒天plus one

牛奶

除了維生素C之外，還富含人體所必需的營養素，也是鈣質的優良來源，能夠預防骨質疏鬆症。

溫和的牛奶醬口感最新鮮

牛奶醬玉米片

❶ 將牛奶與寒天粉一同放入鍋裡燒開並煮沸1～2分鐘，倒入鐵盤裡待其冷卻凝固。
❷ 將新鮮水果切成適度的大小。
❸ 將玉米片倒入碗裡，再放入牛奶凍與切好的水果，最後撒上水果乾與南瓜子。

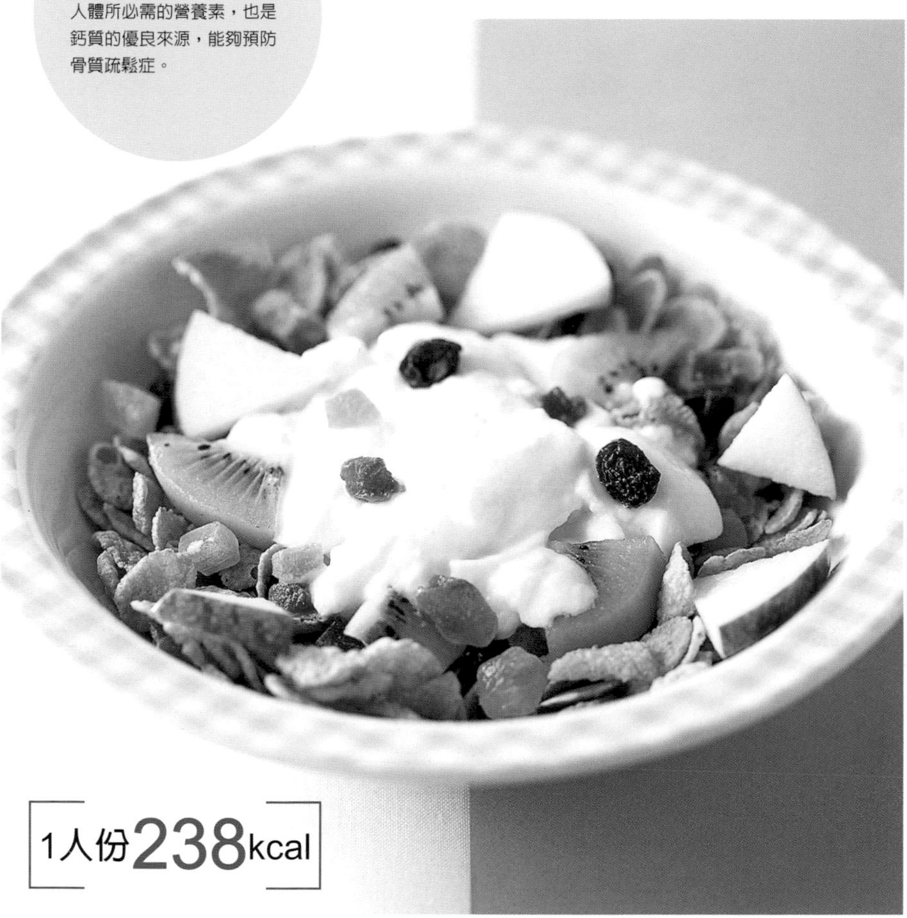

1人份238kcal

14

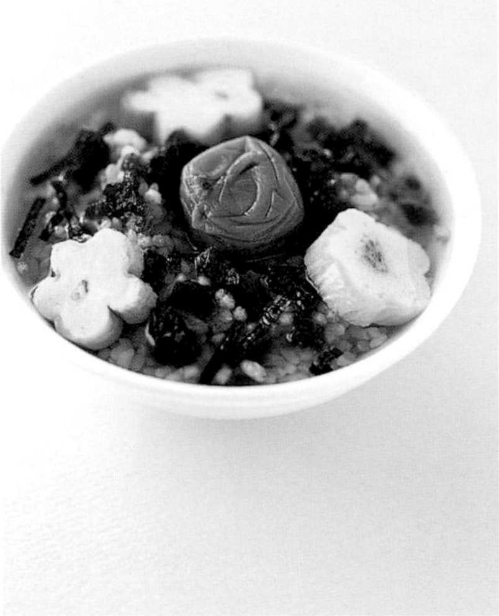

1人份144kcal

讓人放鬆心情的和式口味

醬油口味的梅茶泡飯

材料（1人份）

糙米（涼飯）……100g
海苔……適量
烤米餅……適量
烤麩……適量
紫蘇梅……1個
日本茶……150cc
〔高湯醬〕
高湯……200cc
醬油……2大匙
寒天粉……1g

寒天plus one

糙米

糙米所含的維生素B1為白米的4倍，並含有多種維生素、礦物質、及富含具有鎮靜神經功能的泛酸。

❶ 先製作高湯醬。將高湯、寒天粉放入鍋裡加熱並煮沸1～2分鐘。

❷ 熄火後加入醬油攪拌均勻，然後倒入鐵盤裡待其冷卻凝固。

❸ 把溫熱的糙米飯盛入碗裡，再擺上海苔、烤米餅、烤麩、紫蘇梅。

❹ 將日本茶注入碗裡，寒天凍攪散後淋於其上。

15

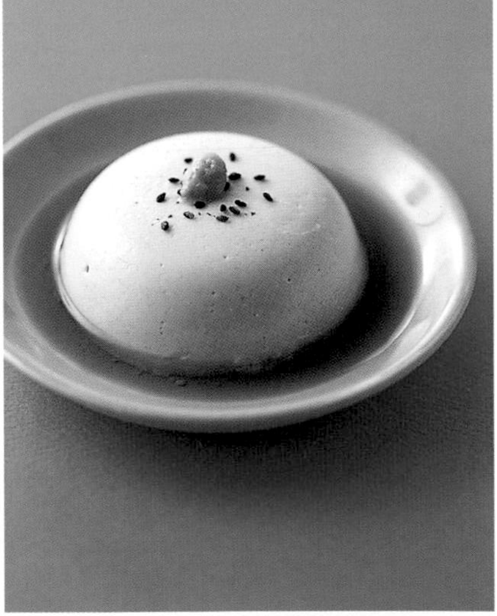

1人份200kcal

濃濃豆漿的溫醇滋味

芝麻豆腐

材料（2人份）

豆漿……400cc
芝麻醬……3大匙
寒天粉……2g
鹽……少許
高湯……100cc
醬油……2大匙
白芝麻……少許
山葵……少許

寒天plus one

豆漿

大豆所含的卵磷脂具有降低膽固醇的功效，而異黃酮則能幫助調節女性荷爾蒙的均衡。

❶ 將豆漿、寒天粉、鹽一起放入鍋裡煮沸1～2分鐘。

❷ 稍微放涼後加入芝麻醬充分攪拌均勻，然後再倒入模型裡待其冷卻成型。

❸ 將醬油加入高湯之中來製作醬汁。

❹ 豆腐凝固後盛入盤裡，淋上醬汁、再添加白芝麻與山葵裝飾提味。

16

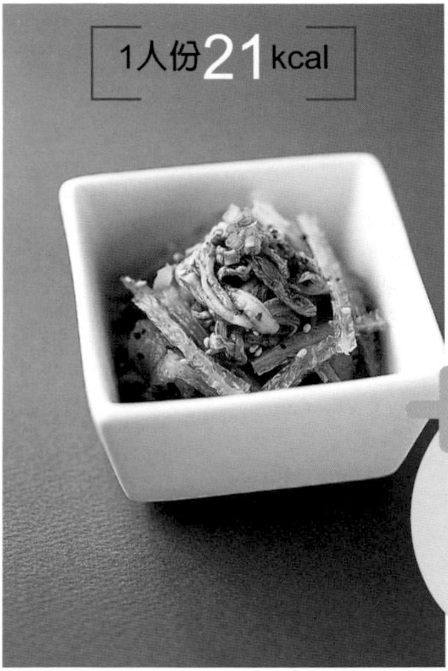

1人份21kcal

寒天能緩和辛辣的程度

寒天泡菜

材料（1人份）
韓式泡菜（市售）……50g
寒天絲……1～2g
白芝麻……少許
蔥……少許

❶ 寒天絲切成5cm長度後泡水還原。
❷ 瀝乾水份後與泡菜混合在一起，然後放入冰箱。
❸ 食用時，撒上白芝麻與蔥花即可上桌。

寒天plus one

辣椒

韓式泡菜中大量使用的辣椒，含有可燃燒脂肪的辣椒素，對於減肥有相當大的幫助。

簡單食譜

17

1人份32kcal

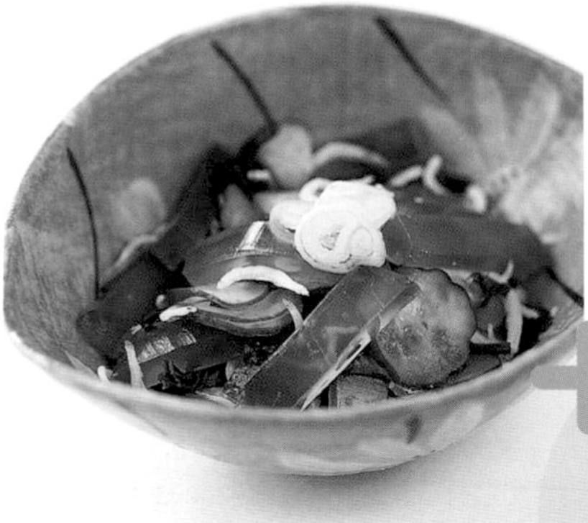

最佳的下酒小菜

味噌口味涼拌菜

材料（1人份）
味噌……3大匙
水……200cc
寒天粉……1g
小黃瓜……30g
海帶芽……2g
吻仔魚……1大匙

❶ 將寒天和水放入鍋裡燒開並煮沸1～2分鐘，倒入鐵盤待其凝固。
❷ 寒天凍成型後切成長方片，以味噌醃漬30分鐘。
❸ 小黃瓜以食鹽（不計入材料分量）搓去表面的凹凸不平後，切成小圓片。海帶芽以水泡開後瀝乾水分備用。
❹ 將醃漬所附著於寒天片上的味噌抹去後放入碗裡，再加入小黃瓜、海帶芽與吻仔魚，一同涼拌食用。

寒天plus one

味噌

味噌是日本最自豪的高營養價值發酵食品。它含有容易吸收的大豆蛋白，以及能調整腸內環境的酵素。

簡單食譜

更苗條！更美麗！

寒天甜點

利用寒天所作成的甜點，其熱量相當地低，只要在甜味上添加使用代糖等減肥用甘味料，便可以搖身變為健康食品。那麼現在就來運用有益健康的素材，動手製作能吃出美麗的甜點吧？

熱量低，又具有飽足感！

綠茶寒天凍日式紅豆湯圓

材料（1人份）

水……100cc
寒天粉……2g
茶葉（綠茶）……15g
糯米粉……16g
水……1大匙
紅豆（煮熟）……2大匙
水果（切丁）……適量
黑糖漿……1大匙

❶ 將寒天和水放入鍋裡燒開並煮沸1～2分鐘。
❷ 稍微放涼後加入茶葉攪拌均勻，然後倒入鐵盤裡待其冷卻凝固。
❸ 製作湯圓。將水滲入糯米粉中揉成糯米糰後分搓成小湯圓。燒一鍋熱水，水滾後將小湯圓下鍋煮熟，撈起後以冷水稍作浸泡以增加其口感。
❹ 將寒天凍切成1cm小丁塊後盛入器皿，再放上湯圓、紅豆、及切好的水果。
❺ 淋上黑糖漿，即可食用。

1人份186kcal

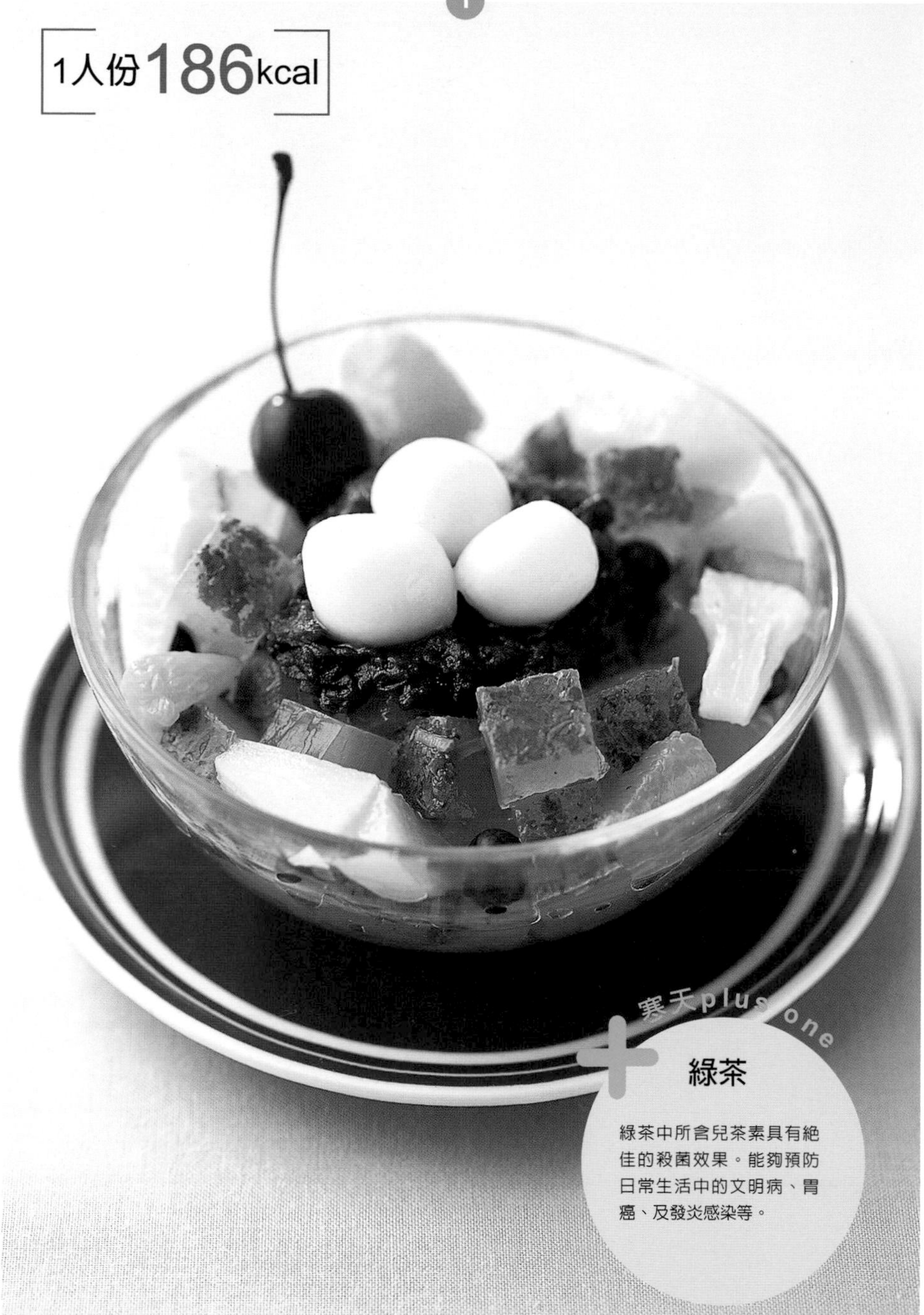

寒天plus one

綠茶

綠茶中所含兒茶素具有絕佳的殺菌效果。能夠預防日常生活中的文明病、胃癌、及發炎感染等。

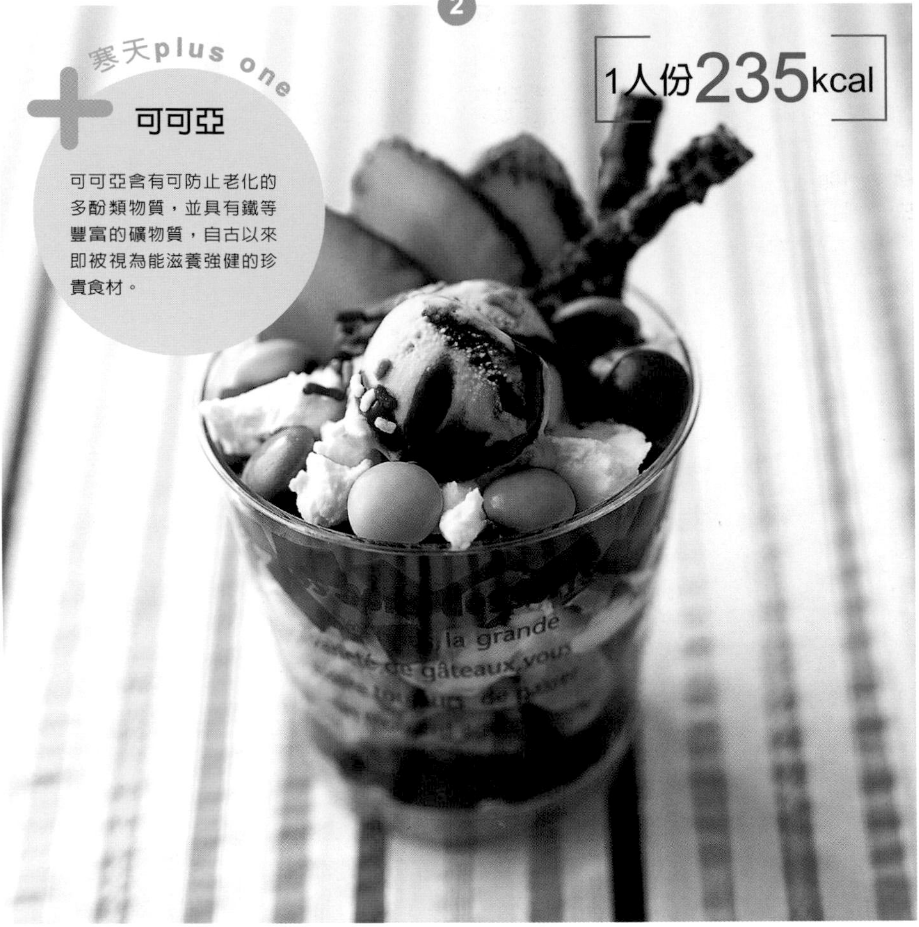

寒天plus one

可可亞

可可亞含有可防止老化的多酚類物質，並具有鐵等豐富的礦物質，自古以來即被視為能滋養強健的珍貴食材。

1人份235kcal

材料（1人份）
〔巧克力寒天凍〕
水……100cc
寒天粉……1g
可可粉……1/2大匙
代糖……1/2大匙
草莓果醬……1大匙
玉米片……3大匙
草莓冰淇淋……2大匙
酸奶酪……2大匙
巧克力醬……2小匙
裝飾用巧克力……適量
草莓……1個

令人回味無窮的巧克力寒天凍

巧克力草莓聖代

❶ 將100cc的水與寒天粉一同放入小鍋裡加熱並煮滾1～2分鐘。
❷ 之後把可可粉倒入攪拌使其溶解，再放入代糖調勻，然後倒入鐵盤待其冷卻凝固。
❸ 成型後切成小丁塊。
❹ 先在杯底舖上一層草莓果醬，再放入玉米片，然後放上寒天凍。
❺ 接著把草莓冰淇淋、酸奶酪、草莓一一排放整齊，淋上巧克力醬，再以巧克力作最後的裝飾。

材料（3個）
水……100cc
寒天粉……1g
奶油起司……100g
代糖……15g
蛋白……1個
橘子果醬（帶果皮）……3大匙
柳橙……1片

宛如慕絲的鬆軟點心

柳橙風味起司蛋糕

❶ 將100cc的水與寒天粉一同放入小鍋裡加熱並煮滾1～2分鐘。
❷ 把代糖加入蛋白裡一起攪打發泡。
❸ 寒天液稍微放涼後，加入奶油起司、優格、以及打發的蛋白後輕輕拌勻，然後倒入模型裡冷卻凝固。
❹ 凝固後倒入盤中，淋上橘子果醬，再放上柳橙搭配裝飾。

寒天plus one

起司

起司含有容易消化的蛋白質，能供人體作有效地吸收，此外並含有多種維生素及礦物質，是營養豐富的寶庫。

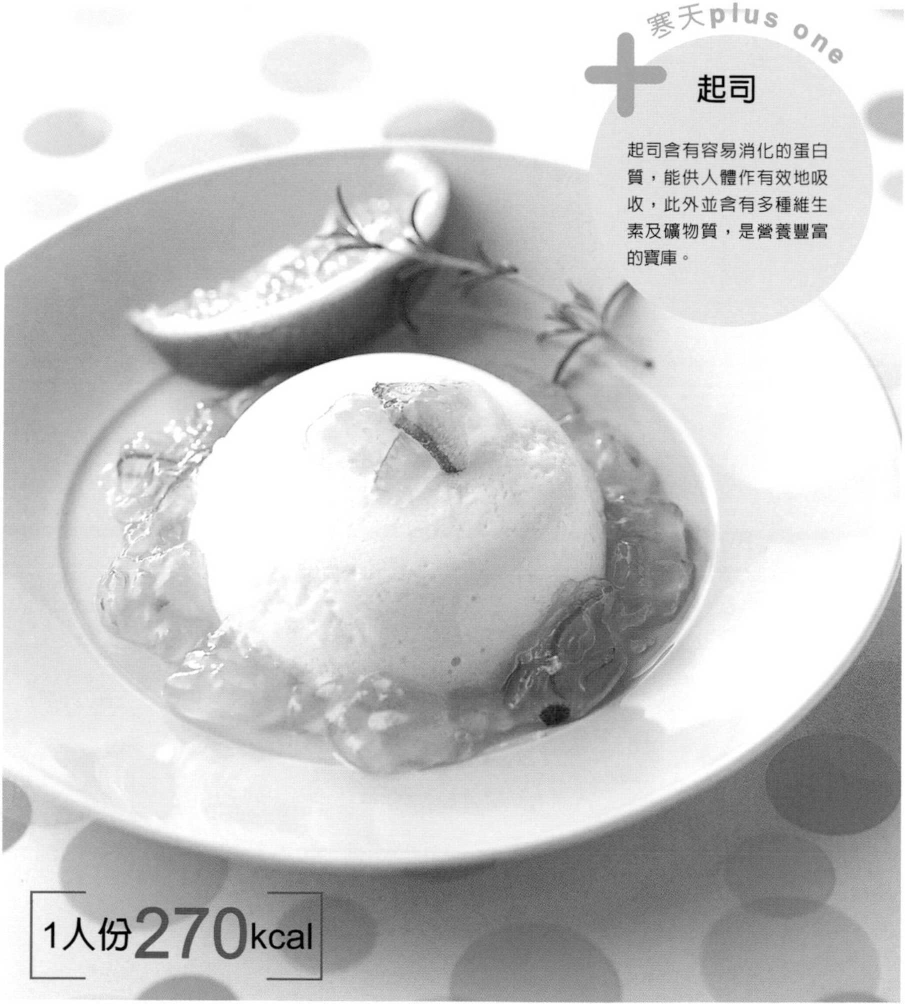

1人份270kcal

1人份45kcal

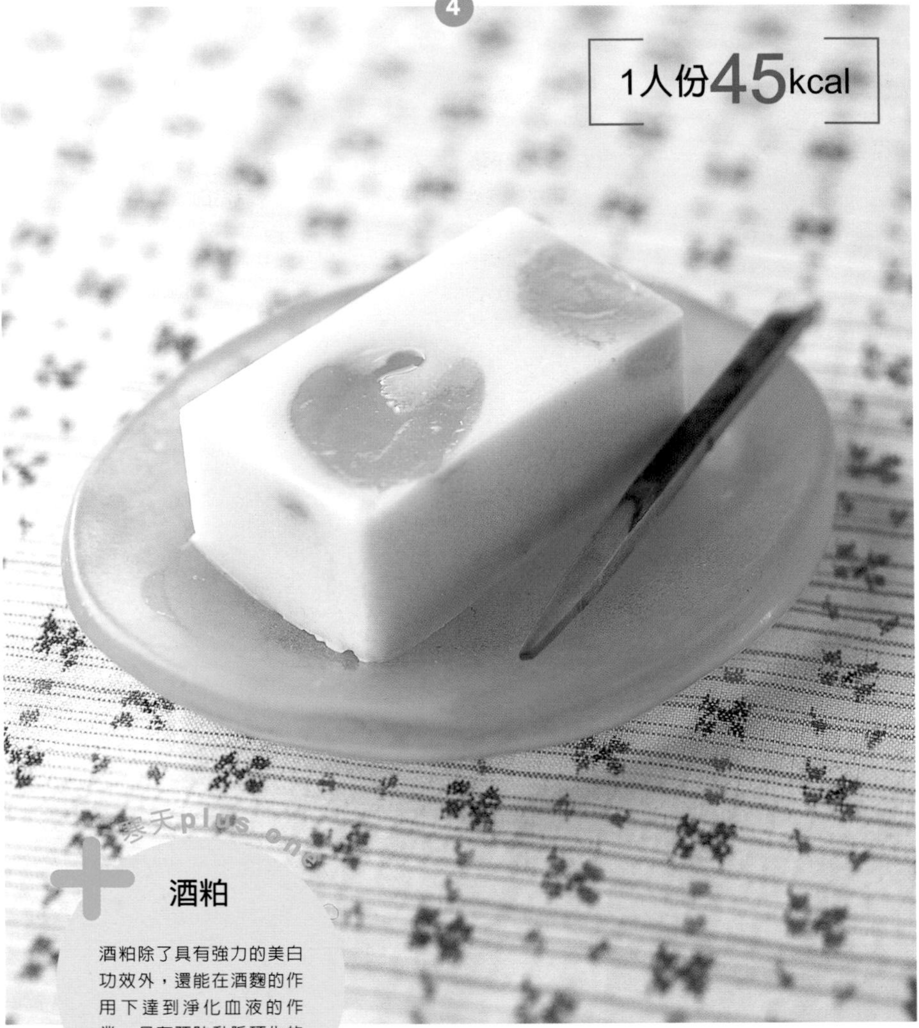

酒粕

酒粕除了具有強力的美白功效外，還能在酒麴的作用下達到淨化血液的作業，具有預防動脈硬化的效果。

微微的麴香與栗子的甘甜，最具成熟風味

甜酒栗羊羹

材料（5片）
水……200cc
寒天粉……3g
代糖……2大匙
酒粕……40g
甜酒煮栗子……5個

❶ 將100cc的水與寒天粉一同放入小鍋裡加熱並煮滾1～2分鐘。
❷ 然後放入酒粕、代糖充分攪拌均勻。
❸ 取適當的模型放入栗子並倒入寒天液，待其冷卻凝固。
❹ 羊羹凝固後切成適當大小。

柔軟滑Q的新口感

生麸寒天凍

材料（5片）
水……200cc
寒天粉……3g
代糖……5大匙
紅葉麸……1/2條

❶ 紅葉麸切片成5mm厚，等距排放深型模型裡。
❷ 將水與寒天粉放入小鍋中加熱煮滾1～2分鐘，加入代糖攪拌均勻。
❸ 然後倒入上述模型内，待其冷卻凝固。
❹ 成型後切成適度的大小。

寒天plus one

生麸

生麸的成分當中有80%以上是水分，因此不但熱量低、又含有優質的蛋白質，是最佳的減肥食品。

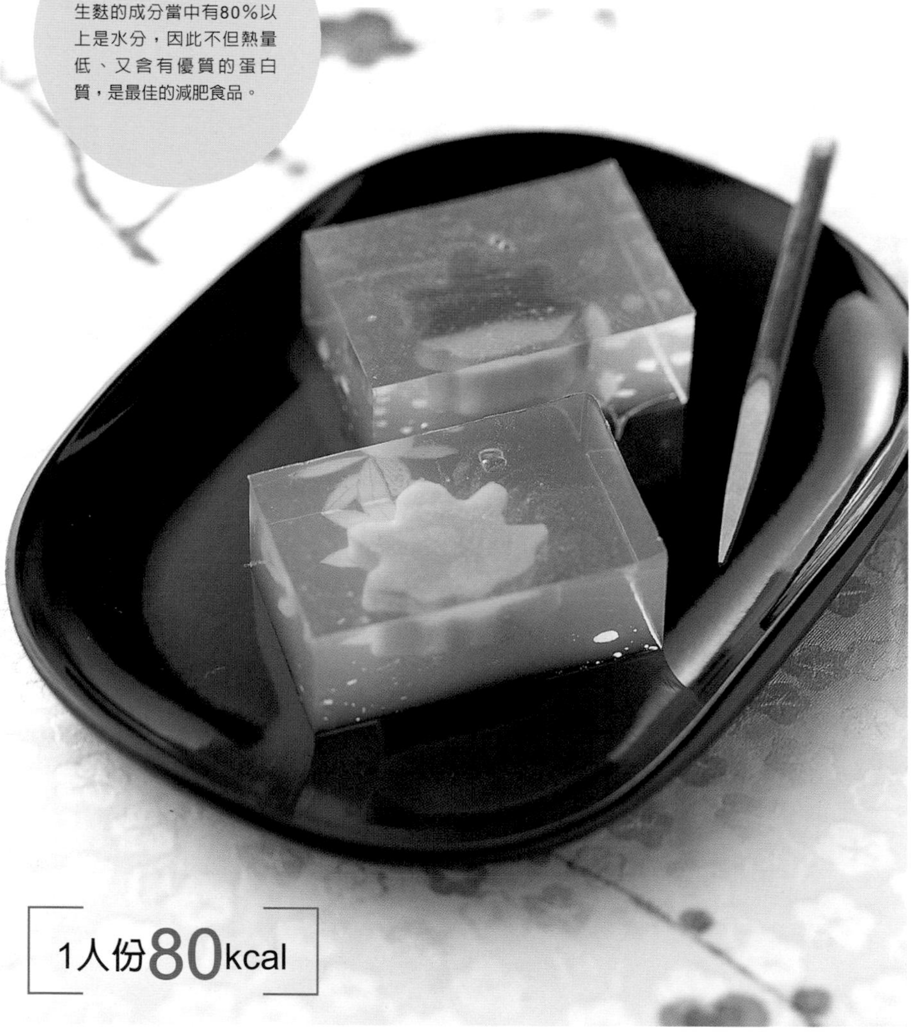

1人份80kcal

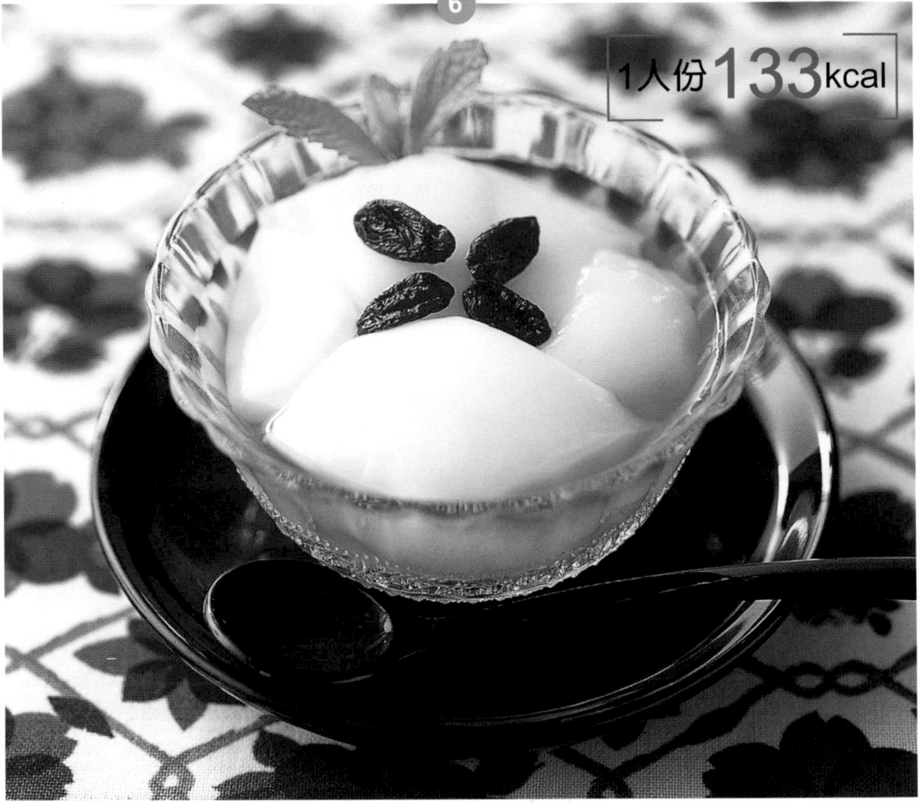

材料（2人份）

〔杏仁豆腐〕

杏仁霜……40g

水（杏仁霜用）……80g

寒天粉……1g

水（寒天粉用）……100cc

代糖……40g

溫牛奶……120cc

鮮奶油……50cc

鹽……少許

枸杞……8粒

薄荷葉……少許

〔大吉嶺紅茶糖漿〕

大吉嶺紅茶（濃茶）……100cc

代糖……30g

大吉嶺的香郁帶領出杏仁的風味

大吉嶺紅茶糖漿搭配杏仁豆腐

❶ 杏仁霜泡水約1小時（水量未計入材料內）。之後將杏仁霜、水放入攪拌器裡打成糊狀，以廚房紙巾瀝除水分。

❷ 將寒天粉與水放入小鍋裡煮沸1～2分鐘，加入代糖與鹽攪拌均勻。

❸ 在杏仁糊裡倒入溫牛奶、以及鮮奶油調勻。

❹ 接著將杏仁牛奶糊與寒天液混合調勻後倒入容器待其冷卻凝固。

❺ 製作糖漿。在大吉嶺紅茶裡混入代糖。

❻ 紅茶糖漿淋在杏仁豆腐上，並以枸杞和薄荷葉裝飾，便大功告成。

寒天plus one

杏仁霜

杏仁種子中所含之白色液體，是製作杏仁豆腐的材料，它具有優異的滋養強壯功效，也經常被使用為中藥、藥膳的素材。

酸甜的莓子口味與熱帶的椰子風情

水果凍春捲

材料（各3捲）

〔藍莓口味〕

水……100cc
寒天粉……3g
藍莓果醬……100g
農家乳酪（cottage cheese）……50g
草莓……3顆
米紙……3張

〔椰子口味〕

椰奶……70cc
牛奶……30cc
代糖……60g
香蕉……60g
米紙……3張

〔藍莓口味〕

❶ 將水與寒天粉放入鍋裡慢慢燒開，跟著放入藍莓果醬並攪拌均勻，倒入模型內待其冷卻凝固後，切成三等分。

❷ 米紙泡水還原（水量不計入材料）後，將藍莓凍、乳酪及切片草莓一一擺放上去，然後捲成春捲狀。

〔椰子口味〕

❸ 將椰奶、牛奶、寒天粉放入單柄鍋裡慢慢加熱，燒開後放入代糖攪勻，倒入模型裡待其冷卻凝固後，切成三等分。

❹ 米紙泡水還原（水量不計入材料）後，將椰奶凍及切片香蕉擺放上去，然後捲成春捲狀。

寒天plus one

藍莓

藍莓中的花青素，具有恢復眼睛疲勞、提升視力的功效。

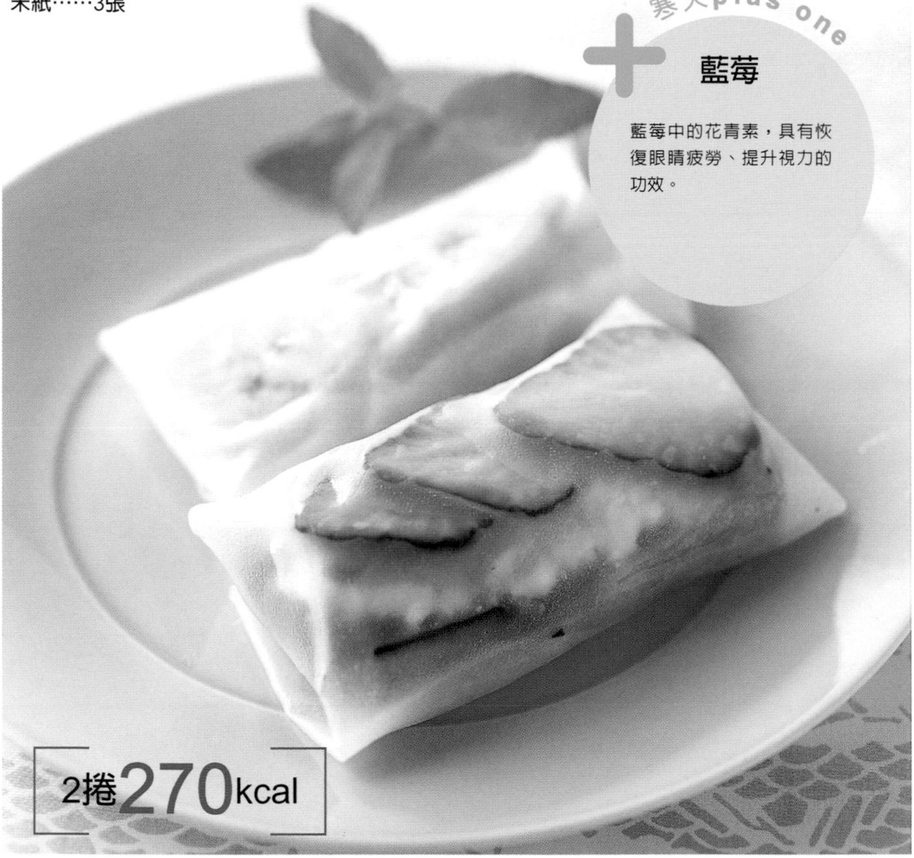

2捲270kcal

每日持之以恆

有益健康的各式寒天凍

為了調整不正常的飲食習慣、維持青春美麗，我們每天都應該攝取健康飲料與健康食品，但有許多人雖然知道這個重要性，卻對於某些健康食材的特殊氣味不敢恭維故敬而遠之，這個時候，正是寒天登場的大好時機。只要將寒天及喜歡的口味做成果凍，就可以變得滑順好入口，變身成為能夠補充元氣的理想甜品。

添加自己喜愛的甜味來享用！

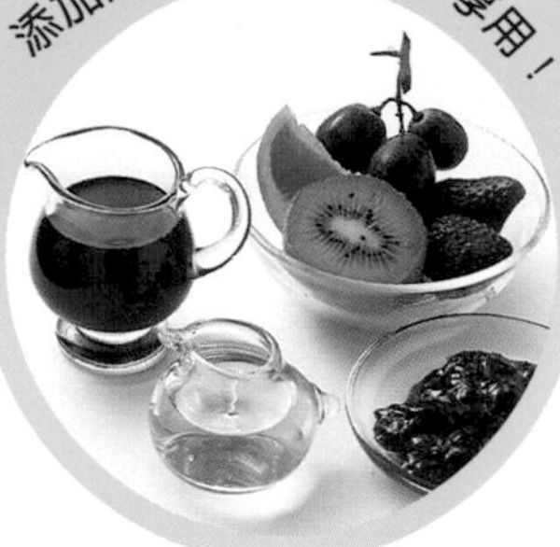

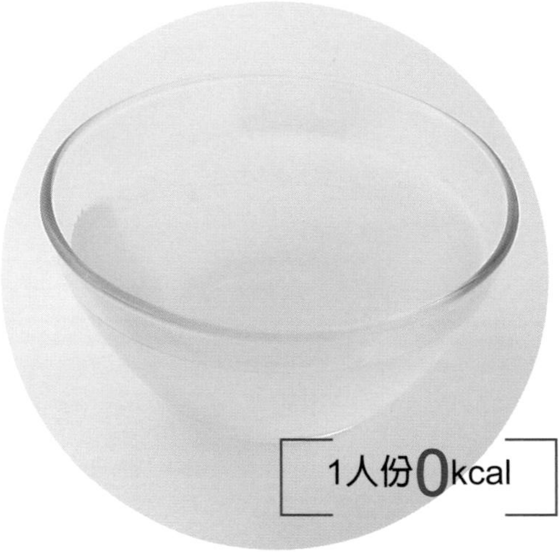

1人份0kcal

利用礦物質的力量來減肥

鹽滷寒天凍

材料（1個）
水……100cc
寒天粉……1g
鹽滷……3滴

❶ 將水與寒天粉放入鍋裡煮沸1～2分鐘，使其充分溶解。
❷ 把火關掉，加入鹽滷，並攪拌均勻。
❸ 倒入容器裡，待其冷卻凝固。

打造不易疲勞的強健體魄

黑醋寒天凍

材料（1個）
水……100cc
寒天粉……1g
黑醋……1小匙
蜂蜜……1小匙

❶ 將水與寒天粉放入鍋裡加熱煮滾1～2分鐘，使其充分溶解。
❷ 熄火後加入黑醋與蜂蜜攪拌均勻。
❸ 倒入容器裡待其冷卻凝固。

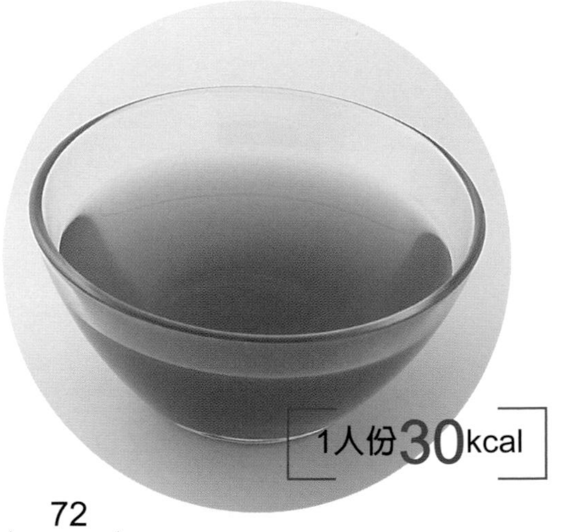

1人份30kcal

黃豆的健康成分是女性最好的朋友

寒天豆腐

材料（1個）
豆漿……100cc
寒天粉……1g

❶ 將豆漿與寒天粉放入鍋裡，以小火煮沸2分鐘，使其充分溶解。
❷ 倒入容器裡，待其冷卻凝固。

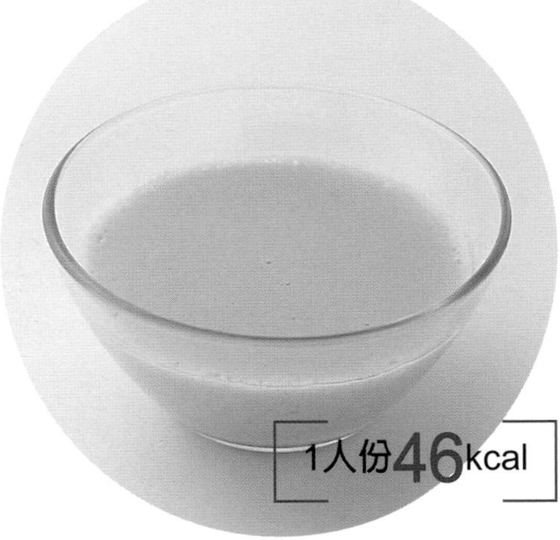

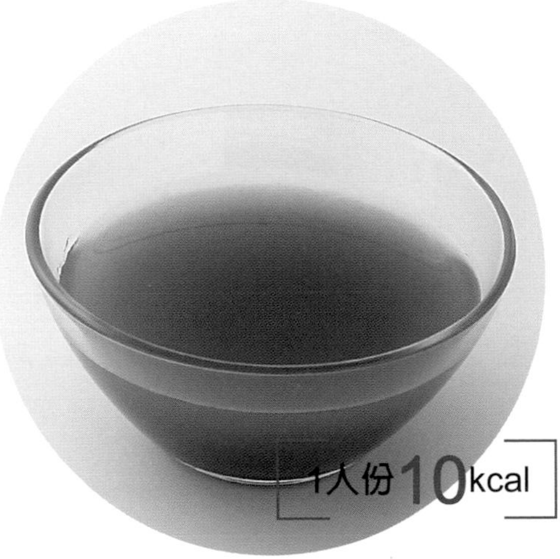

既是受歡迎的青汁素材，
同時也是維生素的寶庫

大麥嫩葉寒天凍

材料（1個）
水……100cc
寒天粉……1g
大麥嫩葉……1小匙

❶ 將水與寒天粉放入單柄鍋裡加熱煮沸1～2分鐘，使其充分溶解。
❷ 熄火後放入大麥嫩葉充分攪拌溶解均勻（可先以少量的水將大麥嫩葉溶解後再加以使用）。
❸ 倒入容器裡待其冷卻凝固。

富含能淨化血液的芸香素！

蕎麥寒天凍

材料（1個）
水……100cc
寒天粉……1g
蕎麥粉……1小匙

❶ 將水與寒天粉放入單柄鍋裡加熱煮沸1～2分鐘，使其充分溶解。
❷ 轉為文火後，加入蕎麥粉，充分攪拌使其溶解均勻。
❸ 倒入容器裡待其冷卻凝固。

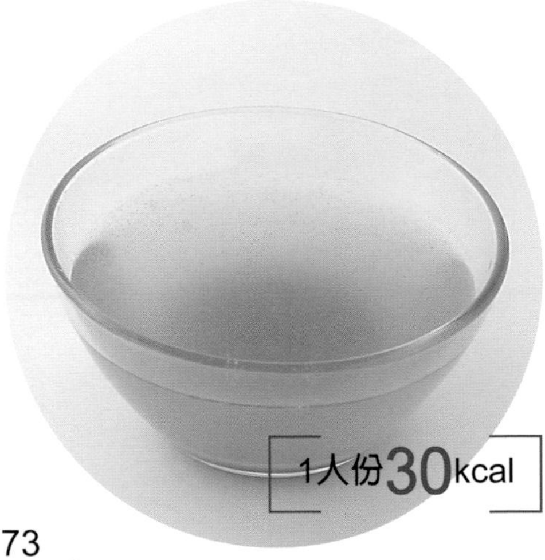

簡單食譜

爽口！清涼！

添加寒天的休閒飲料

一杯日常飲用的平凡飲料，只要添加一點寒天進去，就可以搖身變成品味優雅的特別飲料！

簡單食譜 1

沁涼的薄荷讓人精神為之一振

薄荷寒天蘇打水

1人份77kcal

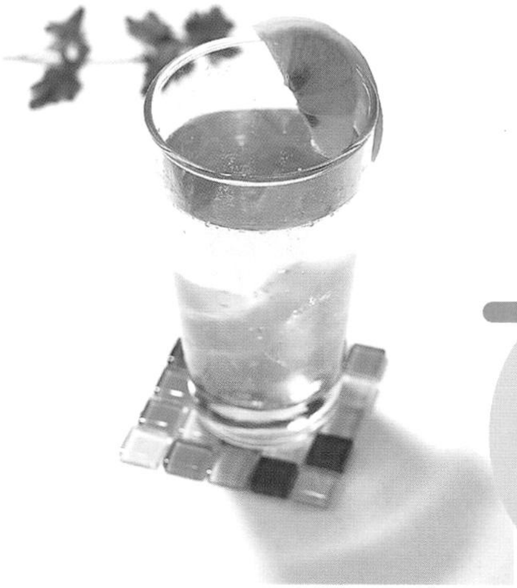

材料（1杯）

薄荷茶……100cc

寒天粉……1g

蘇打水……200cc

藍柑橘……適量

檸檬……1瓣

❶ 將薄荷與寒天粉放入單柄鍋裡煮滾1～2分鐘，倒入鐵盤待其冷卻凝固。

❷ 成型後切成小丁塊。

❸ 將寒天丁放入玻璃杯，注入冰鎮過的蘇打水與藍柑橘輕輕攪拌均勻，再於杯口附上檸檬片。

寒天plus one

薄荷

人類懂得利用之最古老的香草之一，具有鎮痛、解熱、解毒等功效，能令身心同時舒緩放鬆。

簡單食譜

2

以蜂蜜的香甜來為豆漿與咖啡的好搭擋增添風味

豆漿寒天凍冰咖啡

1人份104kcal

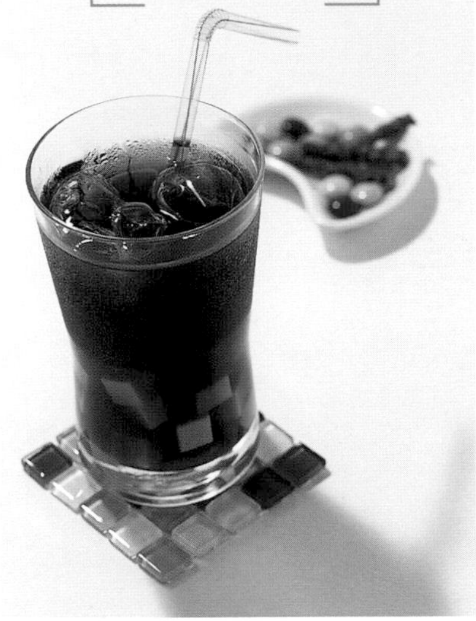

材料（1杯）
牛奶……50cc
豆漿……50cc
寒天粉……1g
蜂蜜……2小匙
冰咖啡……200cc

❶ 將牛奶、豆漿、寒天粉放入鍋裡煮沸1～2分鐘，然後放入蜂蜜攪拌均勻，倒入鐵盤裡待其冷卻凝固。
❷ 成型後切成小丁塊。
❸ 將豆漿凍小丁放入玻璃杯，注入稍濃的冰咖啡即告完成。

寒天plus one

咖啡

咖啡特有的香味及內含之咖啡因，能刺激交感神經活化腦細胞，最適合需要集中精神的時候。

簡單食譜

3

辛香料的香味與黑糖的濃郁成為絕妙組合

黑糖寒天凍辛香料奶茶

1人份155kcal

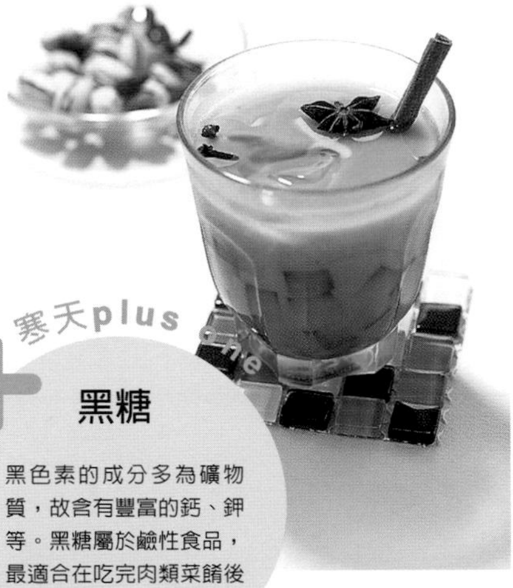

材料（1杯）
水（黑糖寒天用）……100cc
寒天粉……1g
黑糖……10g
紅茶葉（阿薩姆）……3大匙
水（煮茶用）……50cc
牛奶……200cc
〔辛香料〕
豆蔻（整個）……2個
黑胡椒（整個）……3個
丁香花（整個）……3個
肉桂棒……1支
薑片……1片
冰塊……適量

❶ 將水（黑糖寒天用）、寒天粉、黑糖放入鍋裡煮沸1～2分鐘，然後倒入鐵盤裡待其冷卻凝固後切成小丁。
❷ 接著把紅茶葉與水（煮茶用）放入鍋裡以小火加熱煮到茶葉舒展開來，然後加入香辛料。
❸ 倒入牛奶後繼續再煮5分鐘。
❹ 煮好後稍微放涼，將黑糖寒天凍先放入玻璃杯裡，添加適量的冰塊，再把香料奶茶倒入。

寒天plus one

黑糖

黑色素的成分多為礦物質，故含有豐富的鈣、鉀等。黑糖屬於鹼性食品，最適合在吃完肉類菜餚後飲用。

簡單食譜

斷食、早餐、點心，三者皆宜！

寒天鮮果汁

本書24、25頁曾經介紹過的寒天鮮果汁，其實以多種水果和蔬菜來製作也很好喝哦！

簡單食譜

1

黑醋清爽的酸味更能帶出胡蘿蔔與蘋果的香甜

胡蘿蔔、蘋果、黑醋之寒天鮮果汁

1人份94kcal

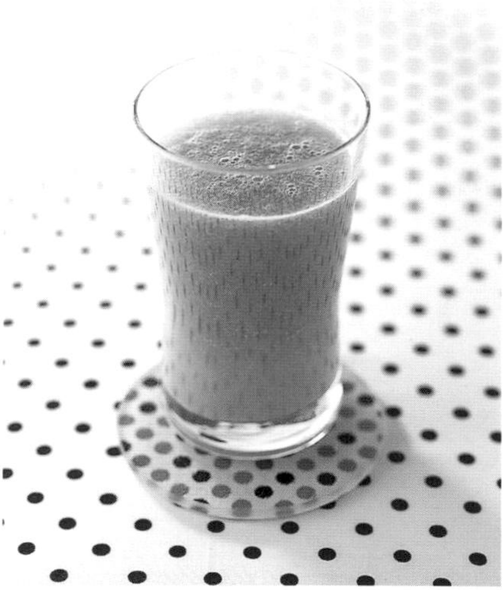

材料（1杯）
蘋果……1/2個
胡蘿蔔……25g
寒天凍……35g
水……100cc
黑醋……1/2小匙
蜂蜜……2大匙

❶ 先將蘋果、胡蘿蔔磨成泥狀。
❷ 把蘋果泥、胡蘿蔔泥、無味的寒天凍、水、黑醋、蜂蜜放入攪拌器。
❸ 打成果汁後倒入玻璃杯裡，即告完成。

寒天plus one

胡蘿蔔

胡蘿蔔含有豐富的β胡蘿蔔素，具有優異的抗氧化作用，也能夠改善貧血、高血壓及皮膚粗糙等問題。

簡單食譜
2

鮮豔誘人又好喝的健康果汁

1人份64kcal

西瓜、檸檬之寒天鮮果汁

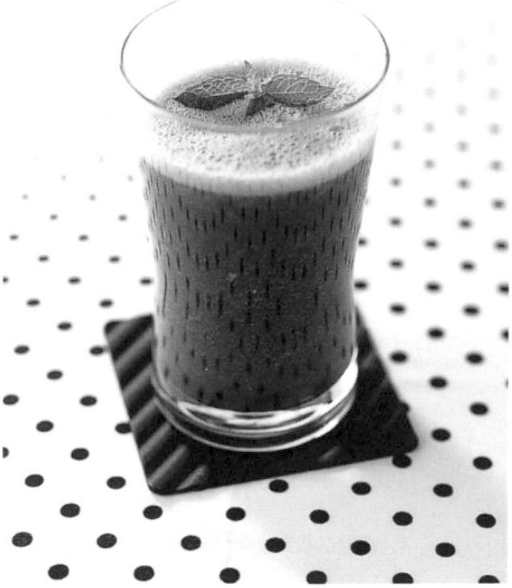

材料（1杯）
切片西瓜……150g
檸檬……1/2個
無味寒天凍……35g
水……50cc
薄荷葉……少許

❶ 以榨汁機榨出檸檬汁。西瓜除籽備用。
❷ 將檸檬汁、除籽後之西瓜、無味寒天凍、水一同放入攪拌器。
❸ 打成果汁後倒入玻璃杯裡，再放上薄荷葉作為裝飾。

寒天plus one

西瓜

西瓜的主要成分是水，此外因富含鉀質，故具有極佳的利尿效果，能改善水腫、活化新陳代謝。

簡單食譜
3

鮮富含維生素、礦物質的活力飲料

1人份176kcal

奇異果、柳橙、酪梨之寒天鮮果汁

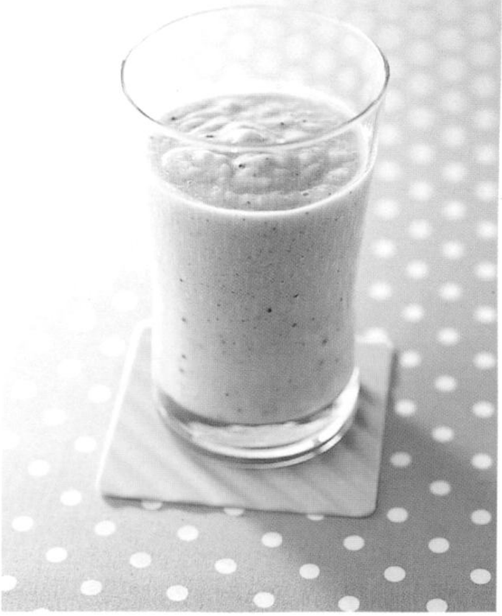

材料（1杯）
奇異果……1/2個
酪梨……1/4個
柳橙……1/2個
無味寒天凍……35g
水……100cc
蜂蜜……1小匙

寒天plus one

奇異果

1顆奇異果可提供一天所需維生素C的一半以上，對於美化肌膚、改善便秘、輕減壓力等皆具功效。

❶ 將奇異果、酪梨各自去皮後切成小塊。柳丁則榨成果汁。
❷ 將前項的水果與果汁以及無味寒天凍、水、蜂蜜全部放入攪拌器裡。
❸ 打成果汁後倒入玻璃杯，即告完成。

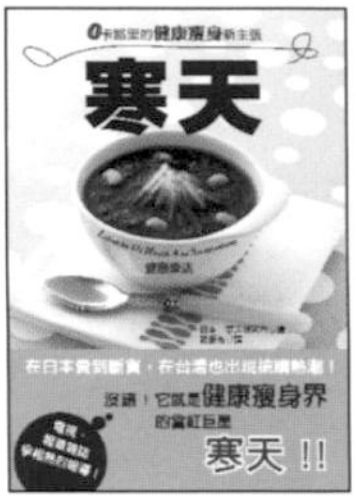

作　　者	日本 寒天研究會	
譯　　者	路振芬	
發 行 人	林敬彬	
主　　編	楊安瑜	
編　　輯	杜韻如	
封面設計	洸譜創意設計	
內頁排版	洸譜創意設計	
出　　版	大都會文化事業有限公司　行政院新聞局北市業字第89號	
發　　行	大都會文化事業有限公司	
	110台北市基隆路一段432號4樓之9	
	讀者服務專線：（02）27235216	
	讀者服務傳真：（02）27235220	
	電子郵件信箱：metro@ms21.hinet.net	
	網　　　址：www.metrobook.com.tw	
郵政劃撥	14050529 大都會文化事業有限公司	
出版日期	2006年9月初版一刷	
定　　價	200 元	
ISBN10	986-7651-84-7	
ISBN13	978-986-7651-84-6	
書　　號	Health+ 06	

Metropolitan Culture Enterprise Co., Ltd.
4F-9, Double Hero Bldg., 432, Keelung Rd., Sec. 1,
Taipei 110, Taiwan
Tel:+886-2-2723-5216　Fax:+886-2-2723-5220
E-mail:metro@ms21.hinet.net
Web-site:www.metrobook.com.tw

KANTEN SPEED DIET
by Shoko Ishiyama/Futabasha
©2005 by Shoko Ishiyama/Futabasha
All rights reserved.
First published in Japan in 2005 by FUTABASHA PUBLISHERS CO., LTD., Tokyo.
Chinese translation rights arranged with FUTABASHA PUBLISHERS CO., LTD.
Through China National Publications Import & Export（Group）Corporation.

Chinese translation copyright ©2006 by Metropolitan Culture Enterprise Co., Ltd.

大都會文化
大都會文化　METROPOLITAN CULTURE

國家圖書館出版品預行編目資料

寒天：0卡路里的健康瘦身新主張！ / 寒天研究會編著;
路振芬譯. -- 初版. -- 臺北市：
大都會文化, 2006 [民95]
面；　公分. -- (Health ; 6)
譯自：寒天 スピードダイエット
ISBN 978-986-7651-84-6(平裝)
1. 減肥 2. 食譜

411.35　　　　　　　　　　　　　　95011756

0卡路里的**健康瘦身**新主張

寒天

請沿虛線剪下，對折裝訂後寄回

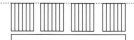

北 區 郵 政 管 理 局
登記證北台字第9125號
免 貼 郵 票

大都會文化事業有限公司
讀者服務部收

110 台北市基隆路一段432號4樓之9

寄回這張服務卡(免貼郵票)
您可以：
◎不定期收到最新出版訊息
◎參加各項回饋優惠活動

大都會文化 讀者服務卡

書名：寒天—0卡路里的健康瘦身新主張

謝謝您選擇了這本書！期待您的支持與建議，讓我們能有更多聯繫與互動的機會。
日後您將可不定期收到本公司的新書資訊及特惠活動訊息。

A. 您在何時購得本書：_____年_____月_____日

B. 您在何處購得本書：__________書店，位於__________(市、縣)

C. 您從哪裡得知本書的消息：
1.□書店 2.□報章雜誌 3.□電台活動 4.□網路資訊
5.□書籤宣傳品等 6.□親友介紹 7.□書評 8.□其他

D. 您購買本書的動機：（可複選）
1.□對主題或內容感興趣 2.□工作需要 3.□生活需要
4.□自我進修 5.□內容為流行熱門話題 6.□其他

E. 您最喜歡本書的：（可複選）
1.□內容題材 2.□字體大小 3.□翻譯文筆 4.□封面 5.□編排方式 6.□其他

F. 您認為本書的封面：1.□非常出色 2.□普通 3.□毫不起眼 4.□其他

G. 您認為本書的編排：1.□非常出色 2.□普通 3.□毫不起眼 4.□其他

H. 您通常以哪些方式購書：(可複選)
1.□逛書店 2.□書展 3.□劃撥郵購 4.□團體訂購 5.□網路購書 6.□其他

I. 您希望我們出版哪類書籍：（可複選）
1.□旅遊 2.□流行文化 3.□生活休閒 4.□美容保養 5.□散文小品
6.□科學新知 7.□藝術音樂 8.□致富理財 9.□工商企管 10.□科幻推理
11.□史哲類 12.□勵志傳記 13.□電影小說 14.□語言學習（____語）
15.□幽默諧趣 16.□其他

J. 您對本書(系)的建議：

K. 您對本出版社的建議：

讀者小檔案

姓名：____________性別：□男 □女 生日：____年____月____日

年齡：1.□20歲以下 2.□21—30歲 3.□31—50歲 4.□51歲以上

職業：1.□學生 2.□軍公教 3.□大眾傳播 4.□服務業 5.□金融業 6.□製造業
7.□資訊業 8.□自由業 9.□家管 10.□退休 11.□其他

學歷：□國小或以下 □國中 □高中／高職 □大學／大專 □研究所以上

通訊地址：______________________________

電話：（H）____________（O）____________傳真：____________

行動電話：____________ E-Mail：____________________

◎謝謝您購買本書，也歡迎您加入我們的會員，請上大都會網站www.metrbook.com.tw登錄您的資料。您將不定期收到最新圖書優惠資訊和電子報。